AF320063

PETIT MANUEL

DU

CHIRURGIEN DE BATAILLE.

PETIT MANUEL

DU

CHIRURGIEN DE BATAILLE,

OU

CONSEILS SUR LES BLESSURES

LES PLUS FRÉQUENTES CHEZ LES MILITAIRES PENDANT LA GUERRE,

ADRESSÉ

AUX CHIRURGIENS–ÉLÈVES DES HÔPITAUX MILITAIRES D'INSTRUCTION DE FRANCE,

PAR F. FRISTO,

ANCIEN CHIRURGIEN DE L'ARMÉE D'ITALIE, ET DE LA GRANDE ARMÉE, SOUS L'EMPIRE.

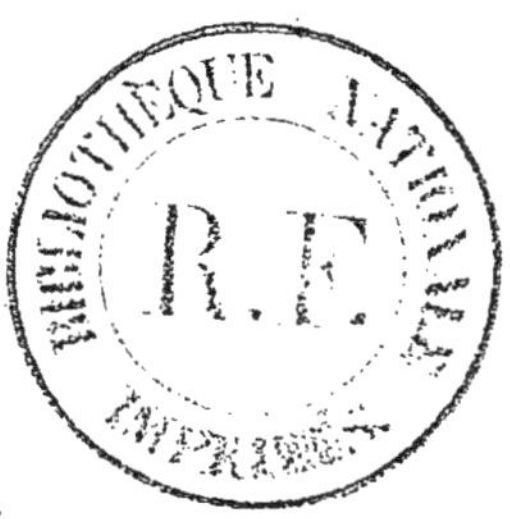

R. F.

Il est beau de servir sa patrie
en secourant ses défenseurs.

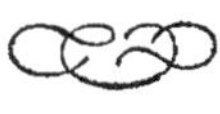

METZ,

VERRONNAIS, IMPRIMEUR–LIBRAIRE ET LITHOGRAPHE,
Rue des Jardins, 14.

PARIS,

BAILLIÈRE, LIBRAIRE, RUE DE L'ÉCOLE-DE-MÉDECINE, 17.

1848.

1849

Petit Manuel du chirurgien de bataille! Encore un Manuel! Il est vrai qu'en général les Manuels sont de mauvais livres pour les jeunes chirurgiens qui ne peuvent y puiser tout ce qui est nécessaire à leur instruction, ou bien n'y trouver que des choses au-dessus de la portée de leurs connaissances, surtout quand il s'agit de la pratique. Aussi a-t-on raison de reprocher aux manuels d'être trop courts ou trop longs, et par cela même de ne rien enseigner ou du moins bien imparfaitement.

En entreprenant le travail qui porte ce titre, je m'expose par conséquent aux mêmes reproches, et je les accepte d'avance, car je sais combien il est difficile de faire quelque chose de parfait. Cependant au moment d'avoir la guerre peut-être, au moment de voir partir nos jeunes élèves de la chirurgie militaire, pour secourir nos braves soldats sur les champs de bataille, je n'ai pu les voir s'éloigner du centre de leurs écoles, sans songer à mettre sans cesse sous leurs yeux, et sous un petit volume, les cas les plus ordinaires que l'on rencontre à l'armée en campagne. Nous ne possédons pas, que je sache, d'ouvrages courts, précis et à la portée des jeunes gens, sur cette matière, je ne connais que le manuel du chirurgien d'armée de M. Percy ; mais il ne parle que des plaies d'armes à feu, il semble n'être adressé qu'à des chirurgiens déjà faits, et il est trop savant pour des élèves. Je voulais avoir quelque chose de plus court ; je ne voulais, dans le petit livre que je donne, que parler aux jeunes gens qui n'ont pas encore vu, que leur rafraîchir la mémoire sur ce que leur ont enseigné leurs savants professeurs ; je ne veux que les mettre à même d'aider sans hésitation les chefs éclairés qui les auront sous leurs ordres ; je ne veux que leur communiquer les moyens de secourir promptement et sûrement les braves que le sort de la guerre mettra entre leurs mains.

Ce petit livre n'est fait que pour les élèves, je ne me hasarderais même pas de l'adresser aux chirurgiens sous-aides, car je le regarde trop au-dessous d'eux, pour oser le leur offrir, et je me trouverai fort heureux, si les chefs de la chirurgie militaire française, ne rejettent pas les conseils que je donne à leurs jeunes chirurgiens, conseils que j'ai puisés moi-même dans les ouvrages qui m'ont paru le plus propres à m'éclairer, et surtout dans le Manuel de l'illustre Percy.

Metz, le 5 Avril 1848.

Fristo.

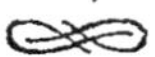

MANUEL

DU

CHIRURGIEN DE BATAILLE.

Le chirurgien militaire doit avoir, outre les qualités d'éducation première et les vertus que doit posséder le médecin et le chirurgien civils, une force physique à toute épreuve, une santé vigoureuse, une grande fermeté d'âme, un vrai courage. Il lui faut de l'activité, de la persévérance ; il devra savoir se passer dans les camps, à la guerre, du plus strict nécessaire, pour en faire jouir de plus malheureux que lui, les malades et les blessés qui réclameront ses consolations et ses soins, alors que lui-même en aurait besoin. Souvent il sera exposé comme le soldat au danger des balles et des boulets, et plus intrépide s'il se peut, il y marchera sans avoir un ennemi à combattre. Au milieu du tumulte, des cris, du carnage, il restera impassible, son esprit sera calme, et sans s'émouvoir de ces scènes de douleur et de mort, il conservera l'intégrité de son jugement pour porter ses secours, voler vers les endroits les plus dangereux, se précipiter dans la mêlée et y porter les bienfaits de son art à ses frères d'armes malheureux.

Après la bataille, le chirurgien militaire ne se livre point au repos comme le combattant, et après avoir partagé avec eux et au milieu d'eux les dangers d'une journée sanglante, loin de se livrer aux douceurs du sommeil, il consacre le temps du repos aux soins qu'il doit aux blessés. C'est alors que dans le silence de la nuit, il est le triste spectateur de ces cris de douleurs, de ces grandes mutilations nécessitées par les blessures les plus graves; c'est alors que surmontant ses fatigues physiques et morales, il consacre toute son existence aux blessés qui périraient sans ses soins empressés, et le moment du repos ne vient pas pour lui, car le lendemain il faut courir à de nouveaux dangers.

Mais les périls pour le chirurgien militaire ne cessent pas avec la guerre; c'est dans les hôpitaux, au milieu de ces foyers d'infection, des pourritures, des typhus pestilentiels, entouré de morts et de mourants, qu'il doit, pour le salut des malades et le sien, montrer toute sa grandeur d'âme; c'est là qu'il doit montrer un vrai courage, c'est dans ces lieux de misère et de désolation que le chirurgien militaire acquiert une véritable gloire, qu'il lutte avec un ennemi plus puissant que les balles et les boulets, et qu'il se montre si supérieur aux autres hommes par son dévouement, son calme, son abnégation. Honneur donc à la chirurgie militaire française qui a su allier mille fois et qui le saura encore, et le courage impétueux des combattants, et le courage calme, froid et plus dangereux dans l'exercice de la plus belle des professions !

Que les jeunes chirurgiens militaires le sachent bien, leur présence à l'armée, sur les champs de bataille, ne doit pas seulement avoir un effet matériel, leur mission ne se borne pas à donner des soins aux blessés, à extraire des balles, réunir un coup de sabre, faire des amputations, ils doivent exercer sur le moral des soldats une influence immense qui, dans bien des circonstances, peut décider du sort des batailles. Pour acquérir et pour exercer cette influence, que doit donc faire le chirurgien militaire, les jeunes gens surtout ! Il doit se concilier l'esprit du soldat et l'estime des chefs; il doit, en conservant toute sa dignité, être doux, affable, compatissant avec tous; il doit vivre avec eux dans une familiarité honnête, les encourager dans leurs devoirs, les consoler dans leurs maux, recevoir leurs plaintes avec douceur et justice, en un mot, être leur camarade plutôt que leur supérieur; les accompagner dans les moments périlleux et leur faire voir que si, comme eux, notre devoir n'est pas de savoir donner un coup de sabre, nous savons, comme eux aussi et pour eux, affronter tous les dangers.

Le soldat a bien plus de courage, il est bien plus intrépide quand il sait qu'il ne sera pas abandonné s'il est blessé, s'il voit à ses côtés les hommes tutélaires qui doivent apporter du soulagement à ses maux, et il culbutera un ennemi acharné s'il est sûr d'avoir des secours dans ses mauvaises heures et s'il est pénétré de la confiance et de l'estime qu'il doit avoir dans ses chirurgiens.

Ambroise Paré, en 1552, n'a-t-il pas été une des causes puissantes de la levée du siège de Metz, lorsque se montrant sur la brèche, il ranima le courage abattu des soldats, à cause de la grande mortalité des blessés. Sa présence seule leur fit faire des prodiges ; les chefs le pressaient dans leurs bras, les soldats le bénissaient, et il entendait à l'entour de lui ce cri si touchant et si flatteur : « Il est enfin arrivé notre ami, « notre ange tutélaire, nous ne risquons plus de mourir « de nos blessures, » et ils se battirent et l'armée de Charles-Quint se retira.

N'avons-nous pas vu dans nos guerres de la République et de l'Empire, les Percy, les Heurteloup, les Larrey, et tant d'autres illustres chirurgiens, parcourir, avant la bataille, le front de l'armée, et augmenter, par leur présence, l'intrépidité de nos soldats qui ne craignaient plus les balles ni les boulets, en voyant à leur côté leurs braves chirurgiens. L'empereur lui-même, Napoléon, n'était-il pas plus tranquille, lorsque le jour d'une bataille, il voyait ses chirurgiens sillonner le champ du carnage, braver la mort avec un esprit calme et ferme, et porter leurs secours aux braves trahis par la fortune.

Nous les avons vus ces jours de gloire de la chirurgie militaire française, nous les avons partagés, nous avons eu notre part de lauriers, et ces lauriers reverdiront encore quand nos jeunes chirurgiens militaires dépasseront la gloire que se sont acquise leurs devanciers, et que, comme celui du vertueux et intrépide Larrey, leur nom sera inscrit sur l'arc triomphal de l'Étoile au milieu des gloires militaires de l'Empire. C'est là, certes, le plus bel et le plus juste hommage rendu à la chirurgie militaire française.

DES AMBULANCES.

L'ambulance est un corps de chirurgiens et d'infirmiers militaires réunis pour donner, le jour d'une bataille, des secours aux blessés. Il y en a de plusieurs sortes :

1.º L'ambulance volante qui se trouve sur le champ de bataille même et que dans nos guerres on nommait la *Chirurgie de bataille*. Elle suit tous les mouvements des combattants, se trouve souvent mêlée à eux et exposée aux mêmes dangers, et porte ses secours sur l'endroit même où le soldat est blessé.

2.º L'ambulance de première ligne, ordinairement placée à une petite distance des combattants, autant que possible à l'abri du boulet, soit par un monticule, soit par une maison ou tout autre abri. C'est dans cette ambulance que se font les grandes opérations et les pansements qui ne peuvent se faire à l'ambulance de bataille. Autant que possible, il faut l'établir dans un lieu pourvu d'eau. On doit planter sur son terrain un drapeau rouge qui sert d'indication pour y diriger les blessés qui sont amenés par les infirmiers de la ligne de bataille.

3.° L'ambulance de seconde ligne placée hors de la portée du canon. On y transporte les blessés, les amputés, au moyen de voitures suspendues pourvues de matelas et de couvertures, et là les blessés reçoivent le complément des soins, des pansements et des opérations qu'on n'a pu leur faire en première ligne. Ils y reçoivent aussi la nourriture et les médicaments qui leur sont nécessaires.

4.° L'ambulance de réserve, ordinairement sous les ordres du chirurgien en chef de l'armée ou des chirurgiens principaux des corps d'armée. Celle-ci est composée d'un plus grand nombre de chirurgiens divisés par divisions à la tête desquelles est un chirurgien-major. Les ambulances de réserve sont destinées, le jour d'une bataille, à être réparties sur toute la ligne pour augmenter les secours et ne laisser aucun blessé sur le champ de bataille.

5.° Enfin, il y a encore des ambulances temporaires établies dans les villes ou les villages, qui reçoivent les blessés évacués des ambulances précédentes, qui les conservent plus ou moins longtemps, selon le genre de blessures, et les renvoient, soit à leur régiment, s'ils sont en état de porter les armes, soit sur les derrières de l'armée, par évacuations, si leur guérison doit se faire attendre. Ce sont de véritables hôpitaux de première ligne où l'on reçoit déjà d'autres malades que des blessés, et où les moyens de secours sont plus étendus.

Le personnel des ambulances en chirurgiens pour une division, doit être de :

Chirurgien-Major............ 1
Aides–Majors 2
Sous–Aides–Majors 8
Pharmacien Aide–Major....... 1

On y joint quinze à vingt infirmiers avec un infirmier-major, pour recueillir les blessés et les transporter d'une ambulance à l'autre.

On forme des sections d'ambulance, nommées ambulances volantes, composé d'un chirurgien aide-major et de deux ou trois sous–aides, avec six ou huit infirmiers, destinés à suivre la ligne de bataille et à porter les secours aux blessés au moment même où ils sont frappés, du moins pour les blessés qui ne demandent point d'opérations graves, ni de longs pansements, comme les amputations, les fractures, etc.

Quant au matériel, au linge à pansement, aux ins-truments nécessaires, il est transporté par les caissons d'ambulance, et par les chevaux de bât munis de leurs paniers pour les ambulances volantes et les sections d'ambulance.

Chaque chirurgien doit encore avoir dans des sacoches

adaptées aux fontes de pistolets de la selle de son cheval, des bandes, des compresses, de la charpie, de l'emplâtre agglutinatif étendu, du fil, des aiguilles, des épingles, ainsi que la pincette tire-balle de Percy, que je voudrais leur voir à tous, afin de porter les secours le plus promptement et le plus efficacement possible. Chaque chirurgien porte en outre sur lui dans sa giberne, la trousse ordinaire, suffisante pour le commun des pansements, les débridements, les petites opérations.

Les instruments particuliers pour les grandes opérations restent avec la section d'ambulance au centre de la division où se trouve le chirurgien-major; ils sont portés par le caisson qui contient le linge à pansement et tout ce qui peut être utile pour le bien des blessés.

Je n'admets pas que les chirurgiens d'ambulance soient soumis pour leur service aux ordres du sous-intendant et qu'ils ne puissent disposer du matériel sans le consentement des officiers d'administration sous la main desquels on semble vouloir les placer. Les chirurgiens sur le champ de bataille ni ailleurs, ne doivent être des machines que l'on fera agir selon le bon plaisir de l'administration. Ce sont des hommes qui ont une intelligence supérieure, et bien capable de se diriger eux-mêmes. Le chirurgien-major doit être nécessairement le chef suprême du personnel.

Les approvisionnements pour une division de 8 ou 10,000 hommes qui est supposée donner 1500 blessés, doivent être les suivants :

Bandes de 5 mètres de long sur 3 doigts de large   100

Bandes de 3 mètres............................ 400

Bandes de 2 mètres. 600

Compresses n.º 1.............................. 200

Compresses n.º 2. 600

Compresses n.º 3... 700

Bandages à fractures de cuisse................ 20

Bandages à fractures de jambes................ 25

Bandages à fractures de bras.................. 10

Bandages à fractures d'avant-bras............. 20

Attelles de cuisses internes et externes........ 50

Attelles de jambes 60

Attelles de bras et d'avant-bras.............. 150

Palettes palmaires. 50

Palettes semelles............................. 25

Bandages de corps............................ 60

Echarpes..................................... 100

Suspensoirs.................................. 12

Charpie........................... 30 kilog.

Epingles. 4000

Aiguilles à coudre.. 25

Fil et cire, de chaque........... 300 grammes.

Ruban de fil................... 5 pièces.

Ficelle........................ 500 grammes.

Emplâtre agglutinatif étendu, ou mieux, perkaline, 2 kil.

Eponges fines................... 10

Agaric........................ 300 grammes.

Bougies à brûler............... 4 kilog.

Ustensiles pour puiser l'eau, faire du bouillon, donner à boire, etc.

Tout le matériel de l'ambulance restera sous la garde de l'officier d'administration, mais le droit d'en disposer, les ordres à donner, soit pour le choix du terrain, soit pour le personnel inférieur, et tout ce qui regarde le service, appartient seul au chef d'ambulance qui doit être le chirurgien-major, ou son délégué, et non, comme le dit l'article 1112 du règlement de 1831, un officier d'administration qui ne doit s'inquiéter que de la comptabilité s'il y en a, et à procurer ce qu'on lui demande.

Le chirurgien-major d'une ambulance doit rendre compte au chirurgien principal du corps d'armée, et celui-ci en doit au chirurgien en chef. Tous se réunissent et communiquent dans l'intérêt du service.

Nous allons nous occuper maintenant de la partie chirurgicale proprement dite, et dans ce que nous en dirons, nous nous abstiendrons de toute explication scolastique, voulant borner notre travail à la thérapeutique, aux premiers secours que le chirurgien de bataille doit donner aux blessés sur les lieux mêmes où ils sont frappés.

DES CONTUSIONS.

Elles sont toujours l'effet du choc plus ou moins violent exercé par un corps contondant, sur une partie quelconque du corps, sans plaie extérieure.

Lorsque la contusion est simple, peu étendue, on se bornera à appliquer sur sa surface, des compresses trempées dans de l'eau-de-vie, de l'eau salée, de l'eau vinaigrée, simple ou camphrée. Quand elle est peu étendue, on peut encore employer la compression qui, dans bien des cas, favorise l'absorption du sang, arrête celui qui coule des vaisseaux, et prévient l'inflammation. Nous ne parlerons pas ici des applications de sangsues, des ventouses, des débridements sous-cutanés, ni des incisions, car ces moyens ne doivent être employés que consécutivement, dans le cas des contusions étendues avec épanchement; et ce n'est pas sur le champ de bataille qu'on peut y remédier.

CONTUSIONS DES OS DU CRANE.

Elle a toujours lieu avec celle de la peau qui peut être intacte ou divisée. Dans le premier cas il est difficile d'en avoir la certitude, et on ne peut la présumer que par la forme du corps contondant, sa force d'impulsion, sa direction et les phénomènes qu'offrira le blessé au moment ou peu de temps après qu'il aura reçu le coup. Dans le second cas, la peau étant divisée, il est facile de voir si le péricrâne est déchiré et l'os mis à nu. Quoiqu'il en soit, les moyens à employer seront les mêmes que dans les contusions ordinaires si la peau n'est pas divisée, et l'on pratiquera la réunion des parties molles dans les cas de plaie.

Les incisions pour reconnaître si les os sont contus ou fracturés sont inutiles, souvent nuisibles, et le trépan ne sera pas appliqué; car, comme on ne peut pas savoir positivement l'étendue de la contusion de l'os, on risquerait, ou de devoir appliquer plusieurs couronnes pour la circonscrire, ou bien de n'en enlever qu'une partie. Il vaut donc mieux attendre et saigner largement le blessé.

Dans les enfoncements des os du crâne sans fracture, on se conduira comme dans les fortes contusions. On ne trépanera pas et on emploiera encore moins les élévatoires, ces blessures ne sont pas toujours suivies d'accidents graves.

CONTUSIONS DE L'OEIL.

Elles sont produites par les mêmes causes que les autres contusions et peuvent amener des accidents plus ou moins graves. Le plus prompt et le meilleur remède à leur opposer, est l'eau très-froide appliquée en topique ou en irrigation longtemps continuée; les saignées générales et locales, etc.

CONTUSION DE LA POITRINE ET DE L'ABDOMEN.

Quand les parois thoraciques et abdominales ont été contuses par un corps quelconque, il n'est pas difficile de reconnaître ce genre de blessures et les suites n'en sont pas ordinairement fâcheuses, quand la contusion n'est pas fort étendue ; il suffit alors pour y remédier d'y faire des applications résolutives et répercussives, pour s'opposer à l'affluence des humeurs vers les parties blessées et favoriser la prompte résolution. Mais si la contusion offre une étendue considérable, si elle a été produite par le choc roulant d'un boulet qui aura frappé obliquement, non-seulement la peau offrira des signes de contusion, mais encore les muscles, les poumons, le cœur, le foie, la rate, les intestins, pourront être plus ou moins profondément lésés, déchirés, réduits en bouillie, et tellement désorganisés que la mort est inévitable. Si, au contraire, la contusion, quoique fort étendue, n'est pas accompagnée de la destruction des viscères, après les topiques résolutifs, les saignées, et quand le gonflement inflammatoire survient, on fait des applications émollientes, et si, au lieu de se terminer par résolution, la tumeur offre de la fluctuation, qu'elle soit remplie de liquide, on fera les ouvertures nécessaires pour lui donner issue. Mais, en général, il ne faut pas trop se presser, car le sang peut rester longtemps dans la contusion sans éprouver de grandes altérations.

CONTUSION DES TESTICULES.

Les contusions sont on ne peut pas plus douloureuses et sont souvent suivies d'accidents graves. Quand elles sont légères ou modérées, on se borne à des applications froides résolutives ; quand elles sont suivies d'épanchement, elles donnent lieu à l'hématocèle qui disparaît souvent aussi sous l'influence des saignées et des résolutifs ; mais quand cet épanchement persiste, il faut nécessairement donner issue au liquide par une incision qui donne quelquefois lieu à une hémorragie. Si le vaisseau coupé vient de la tunique vaginale, le tamponnement seul suffira pour arrêter l'écoulement du sang ; mais si l'hémorragie est produite par la section de l'artère spermatique, il faut chercher à la lier, et si l'on ne parvient pas à la saisir, on doit lier tout le cordon et plutôt risquer l'atrophie du testicule que d'exposer le malade à des accidents plus graves.

DES PLAIES CONTUSES.

Les plaies contuses s'observent ordinairement sur les parties peu charnues, où la peau recouvre presque immédiatement le squelette. Elles sont le plus souvent caractérisées par des bords inégaux, dentelés, mâchés et moins écartés que dans les plaies simples. Quelquefois cependant, quand le corps contondant est anguleux, comme tranchant, la plaie qui résulte du coup peut offrir tous les caractères de l'incision. L'effusion du sang est peu considérable. La douleur est obtuse quand la blessure a lieu sur des parties charnues; elle est, au contraire, vive et durable dans les endroits où les os sont sous-cutanés. Le gonflement et l'inflammation se déclarent promptement et sont quelquefois portés jusqu'à la mortification.

Dans tous les cas de plaies contuses, qu'elles soient simples ou compliquées de corps étrangers et quelle que soit la partie où elles se trouvent, la première chose à faire, après avoir extrait les corps étrangers, s'il y en a, est de les réunir par première intention, en ayant soin cependant de ne pas trop accoler leurs bords qui presque toujours suppurent, et de bien tenir en contact le fond de la plaie, surtout s'il y a des lambeaux, car si l'agglutination n'était que superficielle, il se formerait sous les décollements des clapiers, des abcès, au crâne surtout, qui pourraient donner lieu à des accidents fâcheux, ou tout au moins, retarder la guérison. Il est bien entendu, comme je viens de le dire, que s'il se trouvait dans la plaie des corps étrangers, tels que cheveux, pierres, sable, boue, éclats de bois ou autres, on en ferait l'extraction avant de réunir.

Pour empêcher le gonflement et l'inflammation consécutives, on fera sur la partie blessée des fomentations résolutives froides ou des irrigations d'eau froide longtemps continuées. On pansera ensuite la plaie avec de la charpie fine sèche ou enduite d'une couche légère de cérat, et on restera au moins trois jours sans y toucher. Si à la levée du premier appareil les bords de la plaie n'étaient pas réunis, on continuerait à la panser comme une plaie qui suppure.

Dans les cas de plaie contuse violente, étendue, profonde, quand les tissus sont réduits en bouillie ou tellement meurtris qu'il y a une désorganisation complète, il n'y a d'autres secours que l'amputation prompte si la blessure a atteint un membre; mais si elle existe à l'une des cavités splanchniques, elle est ordinairement suivie d'une mort presque immédiate.

DES PLAIES PAR INSTRUMENTS TRANCHANTS.

Les plaies par instruments tranchants sont, le plus souvent, à la guerre, le résultat de coups de sabre qui font des blessures plus ou moins étendues, plus ou moins profondes, et presque toujours obliques ou transversales à l'axe du corps, ou bien encore à lambeaux. Dans tous les cas, la plaie est nette, ses bords ne sont pas inégaux, les lèvres sont écartées, toujours saignantes, et la douleur plus ou moins grande. Très-rarement il y a du gonflement.

Dans la grande majorité des cas, il faut réunir ces plaies par première intention, et pour y arriver on a, en général, plusieurs moyens qui sont: 1.º la position; 2.º le bandage unissant; 3.º les bandelettes agglutinatives; 4.º les sutures. Ces quatre procédés ne sont pas tous applicables sur le champ de bataille; ainsi la position seule ne peut être employée, puisque les blessés ne sont pas stables; le bandage unissant seul ne suffirait pas toujours et ne peut être employé que pour les plaies en travers conjointement avec les bandelettes aggluti- natives qui sont le plus souvent mises en usage comme le moyen le plus prompt et le plus sûr. Les sutures ne sont guère employées que dans les plaies de la figure, du nez, des lèvres, de la langue, du voile du palais, dans celles des parois abdominales et des intestins, et en leurs lieu et place nous dirons leurs différences et le mode de les employer. Nous allons d'abord nous occuper des plaies simples des membres comme étant les plus fréquentes.

Supposons un coup de sabre à la partie moyenne de l'avant-bras et sur sa face postérieure, comme cela arrive le plus souvent; la plaie est oblique de dedans en dehors, elle intéresse la peau et les muscles superficiels; l'hémorragie, là, ne peut pas être con- sidérable, et la seule indication à remplir est la réunion immédiate de la plaie par les bandelettes agglutinatives.

Il faut d'abord que ces bandelettes aient une largeur et une longueur proportionnée à la dimension de la plaie; plus celle-ci sera étendue et profonde, plus les bandelettes auront de longueur et de largeur, pour qu'elles puissent agir sur une plus grande étendue de peau, et réunir les profondeurs de la blessure en même temps que les bords. Dans le milieu de leur longueur, les bandelettes doivent avoir sur leurs bords une échan-

crure (figure 1 , *a*) qui sert à laisser une espace vide ,
de la plaie, entre chaque bandelette, permet de voir
l'état de la blessure, et sert à l'écoulement du pus,
s'il y en a.

Pour appliquer les bandelettes, qu'elles soient en
emplâtre agglutinatif ou en perkaline comme le taffetas
gommé, après avoir chauffé l'un ou mouillé l'autre,
le chirurgien rapproche les deux lèvres de la plaie,
les fait maintenir dans cet état par un aide, pendant
que, tenant la bandelette par les deux extrémités, il
applique l'une d'elles à une certaine distance de la
plaie, et en la croisant, ramène l'autre extrémité en
travers de la plaie, de manière à ce que les échancrures
viennent aboutir directement sur la blessure, et il fixe
cette extrémité au côté opposé à la première. Lorsque
l'on doit appliquer plusieurs bandelettes, on commence
toujours par mettre celle du milieu de la longueur de
la plaie et on fixe ensuite les autres en ayant soin
qu'elles se touchent par leurs bords (fig. 2). Les
bandelettes posées, on couvre la plaie avec un gâteau
de charpie légèrement écrasée ; on appliquera la compresse et la bande, et on fera maintenir le membre
en position au moyen d'une palette qui s'opposera à
la flexion des doigts, et d'une grande écharpe. On
peut, si on le veut, joindre aux bandelettes le bandage unissant qui est presque indispensable dans les
plaies en travers, mais qui est trop long à faire sur
le champ de bataille.

Ce pansement des plaies simples sera le même pour toutes les régions du corps qui offrent un point d'appui. On l'emploiera pour les plaies de tête, même avec division des os du crâne, car il arrive souvent que dans ces divisions, bien que les méninges, et même la substance cérébrale soient intéressées, aucun accident ne se manifeste, et les plaies guérissent en peu de temps. Il faut avoir soin surtout de retirer les esquilles ou tout autre corps étranger qui pourraient se trouver dans les blessures.

Si des plaies par instruments tranchants sont faites à la face, au nez, aux oreilles, au scrotum, il faut préférer la suture aux bandelettes et au bandage unissant; il en est de même pour les plaies pénétrantes de l'abdomen. A la face, aux ailes du nez, aux oreilles, on emploie de préférence la suture à points passés; aux lèvres, c'est la suture entortillée qui est préférable; la suture enchevillée est celle qui convient le mieux dans les plaies des parois de l'abdomen, du scrotum et du périnée; enfin la suture à points séparés doit être mise en usage dans les plaies des intestins. Plus loin, à l'article *sutures*, nous indiquerons leurs différentes espèces et la manière de les employer.

Dans les plaies pénétrantes de l'abdomen, si la plaie est simple, avec sortie et sans lésions des viscères, on se bornera à replacer soit l'estomac, ou les intestins et l'épiploon et on réunira la plaie au moyen de la suture enchevillée.

Quand l'estomac est blessé dans un point quelconque
de sa surface, si la plaie est petite, on la réunira au
moyen des sutures ; mais si elle est étendue , si elle ne se
présente pas à l'ouverture de la peau , le plus souvent il
y a épanchement des matières qu'il contient et la mort
en est le résultat.

L'intestin grêle est celui qui est blessé le plus fréquemment, et lorsque l'on peut reconnaître sa solution de
continuité, il faut nécessairement la réunir par la suture.
Si la plaie est petite, quelques fils à points passés suffisent pour maintenir les lèvres de la plaie accolées l'une
à l'autre, mais si la plaie de l'intestin est en travers, et
que celui-ci soit complètement divisé, alors il faut employer pour la réunion , l'invagination des bouts de l'intestin maintenus par des points de suture.

Lorsque l'intestin est simplement divisé , soit en long,
soit en travers ou obliquement, on pratiquera la suture
de la manière suivante. Un fil de soie ciré est armé à
chaque extrémité d'une aiguille à coudre ordinaire , mais
un peu grosse et longue. L'une d'elles est enfoncée
parallélement à la plaie , en dehors et en arrière de l'un
de ses angles , à une distance de 4 à 5 millimètres,
dans l'intestin. L'autre aiguille est ensuite employée à
exécuter la même manœuvre sur la lèvre opposée, (fig.
3 *a, b*). Les fils sont alors croisés, l'aiguille de gauche
passe à droite, et réciproquement (fig. 4). Chacune
d'elles sert alors à faire un nouveau point entièrement
semblable au premier, avec la précaution de piquer tout

d'abord dans le trou de sortie du fil qui vient d'être porté au côté opposé. Cette manœuvre est ensuite répétée autant de fois que cela est nécessaire pour garnir toute l'étendue de la plaie (fig. 5 et 6). Cela fait, il reste, avant de nouer les fils, à serrer convenablement les points. Cette partie de l'opération se fait en prenant successivement chaque échelon transversal, et même chacun des deux fils qui les composent, avec une pince à disséquer, et en exerçant dessus une pression convenable, tout en déprimant les lèvres de la plaie qui s'addosent avec une parfaite exactitude. On noue ensuite les deux chefs du fil et on le coupe au ras du nœud. (1)

Quand l'intestin est coupé et séparé transversalement, il y a plusieurs méthodes de réunion parmi lesquelles je choisirai celle qui consiste à affronter la membrane séreuse contre la séreuse, et qui est due à M. JOBERT. Je les copierai littéralement, d'après Vidal, de Cassis, tome 4, page 308.

1.er temps. Le bout supérieur étant bien reconnu, on dissèque le mésentère pour détacher l'un et l'autre bout d'intestin dans l'étendue de plusieurs lignes. Il s'écoule toujours une certaine quantité de sang, ce qui peut prévenir les accidents inflammatoires; si cependant l'hémorragie était trop forte, des ligatures temporaires pourraient être faites ; on les retirerait après l'opération.

2.e temps. Saisir le bout supérieur de la main gauche,

_____

(1) Vidal (de Cassis), traité de pathologie externe, tome 4.

prendre de la droite un fil long de vingt à vingt-deux centimètres, qui porte deux aiguilles à coudre, une à chaque bout; traverser avec une des aiguilles la paroi intestinale antérieure de dedans en dehors, à 8 ou 9 millimètres de la division, de manière à laisser dans la piqûre une anse dont un aide tient les bouts; un second fil est passé de la même manière à travers la paroi postérieure. La figure 7 montre le moment où les fils viennent d'être passés par le bout supérieur *a* : on voit la coupe nette de l'intestin : *b*, est le bout inférieur renversé en dedans, comme il va être dit.

3.e temps. Il s'agit de rendre séreuse la surface interne du commencement du bout inférieur, afin que, recevant le bout supérieur, l'adhésion se fasse facilement; pour cela, il faut renverser le bout inférieur dans lui-même. On choisit un moment de calme de l'intestin, calme qu'on pourrait d'ailleurs hâter en promenant sur les bords de la division un pinceau trempé dans une solution légère d'opium.

4.e temps. Le renversement opéré, comme on le voit fig. 7 *b*, le doigt indicateur est introduit dans l'intestin pour le maintenir; ce doigt servira de guide aux aiguilles qui vont fixer l'invagination.

5.e temps. Deux anses de fil tiennent déjà au bout supérieur; elles portent chacune deux aiguilles. On prend les deux aiguilles de l'anse antérieure, on les fait glisser tour à tour sur le bord radial du doigt qui est dans le bout inférieur de l'intestin, on traverse de dedans

en dehors sa paroi doublée, en faisant sortir les aiguilles
à 4 millimètres de distance l'une de l'autre. Les aiguilles
de l'anse postérieure sont conduites sur le bord cubital
du même doigt indicateur, et traversent l'intestin du
côté opposé aux premières. On rapproche doucement les
deux bouts de l'intestin, quand ils sont le plus prés possible, on retire le doigt; par de légéres tractions sur les
extrémités des fils, on introduit peu à peu le bout supérieur dans l'inférieur, (fig. 7). On peut s'aider pour accom-
plir l'invagination d'un corps rond et poli. La figure 8,
montre l'invagination quand il n'y a plus qu'à nouer les
fils ; *a* est le bout supérieur introduit dans le bout inférieur *b*, dont les bords ont été renversés en dedans, on
voit ici que la séreuse est affrontée à la séreuse.

On réduit l'intestin dans l'abdomen, on réunit les fils
qu'on place à l'angle inférieur de la plaie des téguments,
on les fixe sur ceux-ci avec du diachylon. Le quatrième
ou cinquième jour, la cicatrice est assez forte pour qu'on
puisse retirer les fils.

Au reste, quelque soit le procédé qu'on emploie pour
réunir l'intestin, il est presque toujours dangereux, il
demande des manœuvres longues, expose à l'hémorragie, produit souvent une prompte et violente péritonite
qui, presque toujours est suivie de la mort. Il vaudrait
donc mieux procéder à la formation d'un anus artificiel
en fixant les bouts de l'intestin à la plaie des téguments.
Mais ce n'est pas ici le lieu de nous occuper de cette
opération que l'on ne peut faire sur le champ de bataille.

D'ailleurs elle n'est pas difficile puisqu'il ne sagit que de traverser la plaie intestinale par un fil sur chaque bout et de les fixer à la plaie extérieure. C'est le plus prompt et le plus sûr moyen.

Lorsqu'une articulation aura été ouverte par un instrument tranchant, un coup de sabre, par exemple, on s'en apercevra de suite par l'écoulement de la synovie, et si quelque temps s'est déjà écoulé depuis que le blessé a reçu le coup, on s'assurera bientôt que l'articulation est ouverte en en faisant sortir, par une légère pression, la synovie qu'elle contient.

Quoiqu'il en soit, après avoir retiré les corps étrangers que pourrait contenir la plaie, il faut la réunir par première intention, c'est le meilleur moyen d'éviter les accidents graves qui peuvent survenir à la suite de ce genre de blessures. On couvrira ensuite la plaie avec une compresse imbibée d'une liqueur résolutive, on appliquera une bande médiocrement serrée et on recommandera au blessé une parfaite immobilité du membre. Quelquefois il faudra employer une attelle pour maintenir le membre dans l'extension, surtout dans les plaies du genou.

PLAIES PAR ARMES PIQUANTES.

Les plaies par instruments piquants, tels que la bayonnette, la lance, l'épée, la pointe du sabre, sont assez fréquentes à la guerre, surtout les premières, car il est rare que les cavaliers allemands, anglais,

hongrois, donnent des coups de pointe, c'est toujours
à coups de tranchant du sabre qu'ils se battent, ils
les donnent bien appliqués et fendent la tête d'un homme
comme ils fendraient une pomme cuite.

Les plaies par piqûres offrent presque les mêmes
caractères que les plaies par tranchant ; il y a toujours
un écoulement de sang plus ou moins grand et la
douleur est considérable, car non-seulement les chairs
sont divisées, mais encore elles sont déchirées.

L'écartement des bords de la plaie n'est pas considérable et il est en raison de la largeur de l'instrument
qui l'a faite. Cet instrument peut agir directement ou
obliquement, ou bien il fait dans l'intérieur des parties
des sinuosités. Quelquefois il peut traverser des organes
essentiels à la vie, des artères, ou bien celles-ci ne
seront qu'effleurées ou légèrement blessées.

Il n'est pas toujours facile de déterminer la profondeur d'une piqûre, et il serait dangereux de vouloir
s'en assurer par une exploration qui ne peut avoir
aucun but. Quand ces blessures sont simples elles guérissent souvent d'elles-mêmes, si elles ne sont pas compliquées de corps étrangers. Ainsi, la première chose à
faire est donc de s'assurer s'il en existe et de les retirer
aussitôt pour ensuite faire une réunion immédiate par
les bandelettes agglutinatives. Quand une artère est
blessée, le sang s'écoule par la plaie si elle est située
peu profondément ou que le fond soit parallèle à l'ouverture de la peau. Mais quand la plaie est sinueuse,

le sang s'infiltre dans le tissu cellulaire et peut donner lieu à des abcès. D'autres fois, quand l'artère est située profondément et qu'elle se trouve dans les parties molles où toute compression est impossible faute de point d'appui, il vaut mieux chercher à en faire la ligature en la mettant à découvert.

Quand par l'effet d'une piqûre les parties ont été déchirées, il ne faut pas en faire la réunion immédiate, mais se contenter de les panser comme une plaie qui doit suppurer et s'opposer au gonflement par des topiques adoucissants et relâchants ; mais si ce gonflement existait déjà considérable quand le blessé vient réclamer des soins, que les chairs fussent comme étranglées par la plaie extérieure, il ne faudrait pas balancer à faire des débridements larges et profonds.

Les plaies de l'aisselle ont cela de particulier que les instruments vulnérants peuvent blesser le tronc de l'artère et de la veine axillaire et devenir promptement mortelles. Comme cette région est fournie abondamment de tissu cellulaire, les épanchements s'y font facilement, les tumeurs sont fort étendues et il y a ordinairement emphysème.

L'indication à remplir est de lier les artères si de petits troncs étaient ouverts, d'extraire les corps étrangers qui peuvent exister et faire la réunion immédiate de la plaie, puis combattre les accidents inflammatoires, s'il s'en présentait.

Les plaies par piqûres de la poitrine sont non pénétrantes quand elles n'intéressent que les parois du thorax sans toucher aux plèvres ; mais lorsque celles-ci sont ouvertes, alors il y a pénétration.

Le diagnostic des plaies non pénétrantes est souvent très-difficile, car elles offrent quelquefois les mêmes accidents que celles qui pénètrent ; ainsi le refroidissement de la peau, le resserrement du pouls, la syncope, la toux, tous les symptômes d'un organe blessé ou d'une hémorragie interne, peuvent se rencontrer, sans cependant qu'il y ait d'autre lésion que celle de la peau et des muscles.

Quand ces plaies sont accompagnées de corps étrangers, il faut en faire l'extraction aussitôt que possible, et quand une artère aura été ouverte, on devra en faire la ligature, si le vaisseau blessé n'est pas d'un certain volume et que l'hémorragie ne causent promptement la mort. Dans tous les cas, il faut réunir ces plaies par première intention et combattre les accidents inflammatoires par la saignée, le repos, la diète, etc.

Si la plaie pénétrante dans la poitrine a été faite par un instrument tranchant et qu'elle soit large, il est facile de la reconnaître ; mais il n'en est pas de même quand cette plaie est faite par un instrument piquant et qu'elle est étroite, et les différents moyens que l'on a proposés pour s'en assurer, tels que l'introduction de la sonde ou d'un stylet, l'injection de l'eau, la provocation de la toux, sont tous plus nuisibles qu'utiles. Ainsi on fera moins attention à la plaie

qu'aux accidents dont elle peut être la cause, et on se
se bornera à la couvrir exactement, soit avec des
compresses, soit avec un emplâtre de diachylon, ce
qui vaut mieux.

Quand le poumon est blessé, ce qui arrive le plus
souvent, on le reconnaît au crachement subit et à la
sortie par la plaie d'un sang vermeil et écumeux, à
l'hémorragie intérieure, à l'emphysème. Si la plaie
a été faite par un instrument étroit et qu'elle pénètre
peu dans le poumon, il s'écoule très-peu de sang ou
même pas du tout, à cause du gonflement des bords
de la plaie ; mais si l'arme vulnérante est large et
qu'elle ait pénétré bien avant dans le poumon, il en
résulte ordinairement une hémorragie promptement
mortelle. Cependant on a vu de ces blessés guérir
complétement.

Les soins que demande ce genre de blessure, sont
un pansement simple qui consiste à fermer l'ouverture
extérieure de la plaie; mais il faut faire une grande
attention aux accidents consécutifs, à la pneumonie,
à la péripneumonie, et traiter ces accidents comme si
l'on avait affaire à ces maladies; ainsi les saignées
générales et locales, la diète, le repos absolu, etc.

L'emphysème complique quelquefois les plaies non
pénétrantes de la poitrine et il n'est pas toujours le
résultat des plaies pénétrantes. Cet accident peut avoir
lieu, soit que le poumon n'ait pas été atteint, soit que
sa substance ait été blessée. Dans le premier cas,

l'air entre dans la poitrine par la plaie extérieure et le gonflement n'est jamais considérable. Dans le second, il est produit par l'air qui s'échappe par la plaie du poumon à chaque inspiration et qui est poussé dans le tissu cellulaire par la plaie de la plèvre pendant l'expiration.

On reconnaît l'emphysème à une tumeur étendue molle, élastique, qui s'est formée tout-à-coup et s'étend avec rapidité. Il n'y a point de changement de couleur à la peau qui est pâle et luisante. Celle-ci ne conserve pas l'impression du doigt quand on la comprime, mais elle donne sous les doigts, quand on la comprime, une sensation de crépitation ; le malade tousse, respire difficilement, a des moments de suffocation et crache du sang.

Lorsque l'emphysème qui complique les plaies des poumons est peu considérable et qu'il cesse de s'étendre, on peut en abandonner la guérison à la nature ; mais lorsqu'il est considérable, qu'il s'étend rapidement, qu'il met les jours du malade en danger, il faut faire une incision à la plaie extérieure, et la faire assez profonde pour qu'elle atteigne la partie du poumon par laquelle l'air s'échappe, et si l'emphysème était occasionné par une fracture de côte qui aurait blessé le poumon, il faudrait faire cette incision sur le lieu même de la fracture.

Si l'emphysème s'est étendu dans les différentes parties du corps, on doit y pratiquer des scarifications après lesquelles on fera des pressions légères avec les mains pour faire évacuer l'air infiltré. On emploiera ensuite les fomentations aromatiques, spiritueuses, pour rétablir le ton des tissus affaiblis par la distension.

Lorsqu'une plaie pénétrante de la poitrine donne lieu à la sortie d'une portion du poumon, on reconnaîtra facilement la hernie formée par cet organe à sa couleur rose et à sa consistance molle et crépitante. Cependant il peut arriver que la portion herniée du poumon soit d'une couleur livide qui la ferait prendre pour une tumeur gangrénée et donnerait lieu à une méprise fâcheuse. Il faudra donc bien faire attention à la nature de la tumeur avant de se prononcer et surtout de rien entreprendre.

Si la portion de poumon sortie par la plaie est saine, on la fera rentrer avec les doigts ou avec une sonde mousse. Quelquefois, lorsque la plaie sera étroite et que la portion sortie sera comme étranglée par les bords de la plaie, il faudra, pour réduire la hernie, agrandir l'ouverture par des incisions faites avec un bistouri étroit boutonné et conduit par une sonde cannelée.

Quand au contraire la portion du poumon sortie est gangrénée, il serait imprudent de la faire rentrer, et on doit en hâter la chute en la couvrant de charpie imbibée d'essence de térébenthine. On pourrait encore la retenir au dehors au moyen d'un fil, ou bien après en avoir lié la base, en faire la ressection, en ayant soin que le fil ne se détache pas, car il pourrait en résulter une hémorragie qui mettrait les jours du blessé en danger.

Pour empêcher la formation d'une nouvelle hernie du poumon, on fermera la plaie avec un emplâtre de diachylon, et on la recouvrira d'une pelotte molle maintenue avec un bandage de corps. On traitera ensuite les accidents inflammatoires comme dans la pneumonie ordinaire.

Les plaies du cœur ne sont pas rares, et elles peuvent affecter seulement une portion des parois des ventricules et guérir, surtout lorsque la plaie est petite et sinueuse; mais quand ces plaies sont larges, béantes, qu'elles pénétrent dans les ventricules ou dans les oreillettes, ou que les gros vaisseaux sont ouverts, elles sont promptement mortelles et tout à fait au-dessus des ressources de l'art. Le ventricule droit est celui qui est blessé le plus souvent. Le gauche l'est fort rarement, et les oreillettes plus rarement encore.

Le diagnostic de ces plaies présente beaucoup d'incertitude. On les soupçonne à la direction de la plaie extérieure, aux défaillances, à la petitesse et à l'inégalité du pouls, aux sueurs froides, à la douleur sous-sternale, aux anxiétés qu'éprouve le malade, mais on ne peut acquérir de certitude à leur égard.

Quand les plaies du cœur sont petites, obliques, que l'hémorragie n'est pas considérable, il faut saigner largement le blessé et lui retirer une grande quantité de sang, le tenir à un air frais, lui recommander un repos absolu, une diète sévère, et lui donner une boisson adoucissante, mucilagineuse ou acidulée s'il ne tousse pas. Dans le cas où les blessures du cœur sont larges, qu'elles traversent les ventricules, qu'il y a une grande hémorragie, il n'y a rien à faire et le blessé meurt bientôt suffoqué par le sang qui remplit le péricarde et ensuite la cavité de la poitrine.

Dans les blessures de la poitrine on peut rencontrer des plaies de l'œsophage qui, quoique rares, peuvent cependant exister, surtout quand l'arme frappe le dos aux environs du rachis. Dans ces blessures, les aliments, les boissons, s'épanchent dans la poitrine, et, outre l'inflammation, y occasionne des accidents graves. Il y a dans ce cas, de la difficulté dans la déglutition, une sensation de froid au moment où les aliments passent dans la poitrine, une gêne considérable de la respiration, souvent de la suffocation.

Les soins que demande la blessure de l'œsophage sont les mêmes que pour les autres plaies de la poitrine ; les saignées répétées et copieuses, mais surtout une diète sévère pendant les huit ou dix premiers jours, pour donner le temps à la cicatrice de se fermer. On donnera au blessé, pour le soutenir et le nourrir, des lavements de bouillon, et on trompera sa soif en lui faisant sucer des substances acidulées.

L'épanchement de sang vient souvent compliquer les plaies de la poitrine, et cet épanchement peut exister d'un seul côté ou des deux côtés à la fois. Quelquefois l'épanchement se fait aussitôt après la blessure, d'autres fois il ne se forme qu'au bout de quelques jours, et le sang épanché peut venir des vaisseaux pulmonaires, ou des vaisseaux du cœur, ou d'une artère intercostale. Le plus ordinairement le sang est libre sur le diaphragme, à moins que des adhérences du poumon ne le retiennent dans d'autres parties de la poitrine. Quand l'épanchement est assez considérable pour faire périr le malade en peu d'instants, il n'est pas fort utile de le reconnaître puisque l'art n'y peut rien, mais lorsque l'hémorragie est produite par la blessure d'une artère intercostale, il est important de s'en assurer, car ici la chirurgie peut y remédier, et comme nous nous supposons toujours sur le champ de bataille, où nous ne pouvons donner que des secours prompts et quelquefois incomplets, nous ne nous occuperons ici que de l'hémorragie qui est la suite de l'ouverture d'une artère intercostale.

L'ouverture de cette artère est assez rare, quand la plaie est petite, oblique, le sang s'épanche dans la poitrine, et il est difficile de reconnaître d'où il sort ; mais lorsque la plaie est large, qu'il s'écoule un sang rouge et vermeil, non écumeux, on peut facilement se convaincre que l'intercostale est ouverte en portant le doigt sur le bord inférieur de la côte pour comprimer l'artère.

Différents moyens ont été imaginés pour comprimer l'artère intercostale ouverte ; il n'est pas de notre objet de nous en occuper, et nous parlerons ici que du plus simple, de celui que l'on a toujours sous la main. Ce procédé consiste à faire un bourdonnet de charpie, serré, plus long que large, et à le lier par le milieu avec un fil double et fort. On l'introduit dans la poitrine de manière à ce qu'il soit placé en long derrière le bord inférieur de la côte et à ce que ses extrémités dépassent le diamètre de la plaie. On écarte alors les fils et on place dans leur écartement un rouleau de linge long et étroit sur lequel on noue les fils que l'on maintient au dehors avec un emplâtre de diachylon, et on termine le pansement avec un gâteau de charpie, des compresses un bandage de corps. Il est rare que par ce procédé bien simple l'hémorragie ne soit pas arrêtée.

Lorsque malgré tous les moyens employés pour arrêter l'hémorragie, le sang continue à s'épancher dans la poitrine, et que le blessé est menacé de suffocation, il faut nécessairement donner issue à cette collection par une contre-ouverture faite à la partie la plus déclive du thorax. Mais avant de faire cette opération qu'on nomme aussi l'opération de l'empyème, il faut être bien assuré que l'hémorragie a complètement cessé, car si le sang continuait à couler, ou si le caillot n'était pas assez solide pour oblitérer l'artère, on s'exposerait à voir se renouveler l'épanchement.

Les signes propres à faire reconnaître que le sang ne coule plus, sont le retour de la chaleur aux extrémités, le bon état du pouls, la cessation des spasmes, et la longueur du temps écoulé depuis le moment de la blessure. Cependant si le blessé était menacé de suffocation imminente, qu'au moyen de la succion, de la pompe aspirante ou de tout autre procédé propre à évacuer le sang par la blessure, on ne soit pas parvenu à améliorer sa position, il faudrait pratiquer l'opération de l'empyène avant la cessation de l'hémorragie, en ayant soin de ne retirer que la quantité de sang nécessaire pour remédier aux plus graves accidents.

Quand il est décidé que l'opération doit être faite, on choisit le point le plus déclive de la poitrine, entre la troisième et la quatrième côte pour le côté gauche, et entre la quatrième et la cinquième pour le côté droit, en comptant depuis la dernière côte inférieure et à quatre centimètres en devant de l'angle des côtes. On se sert ordinairement d'un bistouri droit à lame étroite.

On fait asseoir le malade sur son lit ou sur une chaise, on fait un pli perpendiculaire à l'axe de la côte, pour soulever la peau, le tissu cellulaire et le muscle grand dorsal. Un aide tient une des extrémités de ce pli, puis on fait sur ce pli une incision de cinq à six centimètres parallèle à l'axe intercostal. Cette première incision faite, le chirurgien prend le bistouri en première position, et coupe doucement, couche par couche, les muscles intercostaux externes et internes, il porte ensuite l'extrémité de l'indicateur de la main gauche sous le bord inférieur de la côte supérieure, pour garantir l'artère intercostale qui rampe dans la rainure du bord inférieur. Alors il pénètre à travers la plèvre costale qu'il incise dans l'étendue de cinq à sept millimètres, avec la pointe, en ayant soin de ne pas aller trop avant de peur de blesser le poumon. Il faut encore avoir le soin, en plongeant le bistouri dans l'espace intercostal, de ne pas raser de trop près le bord supérieur de la côte, dans la crainte d'ouvrir l'artère qui pourrait cotoyer ce bord. Aussitôt l'ouverture faite on retire le bistouri avec précaution pour éviter l'introduction de l'air dans la poitrine puis on introduit une sonde par laquelle s'écoule le liquide épanché. On ne laissera pas s'évacuer la totalité de ce liquide, et on remplacera la sonde par une mèche de linge par laquelle s'écoulera peu à peu le reste de la matière de l'épanchement. On panse la plaie de la manière la plus simple et on fait coucher le malade du côté où elle a été faite pour faciliter l'écoulement. Nous n'entrerons pas dans les détails des suites de l'opération, encore une fois, nous nous écarterions trop de notre sujet, et nous sommes déjà sortis de ses bornes en ne nous restreignant pas rigoureusement aux soins que l'on peut donner sur le champ de bataille.

Lorsque des corps étrangers sont restés dans la poitrine à la suite de piqûres par armes piquantes, il faut chercher à les extraire le plus tôt possible. Quelquefois ces corps étrangers, épée, sabre, baïonnette ou autres, sont enchassés dans les os et il faut une certaine force pour les retirer; dans ce cas, il ne peut y avoir de règles à suivre et toujours le génie du chirurgien supléera aux règles de sa conduite. Quelquefois même des dilatations, des incisions, deviendront nécessaires et toujours elles devront être faites avec prudence et ménagement.

DES PLAIES PAR ARRACHEMENT.

On appelle ainsi les plaies qui résultent de l'entier arrachement d'une partie du corps, telle qu'un doigt, une main, une jambe, une épaule, un bras, une cuisse même, comme j'en ai vu un exemple chez un garçon meunier pris dans les engrenages de la roue d'un moulin. Ces plaies ne sont pas rares, elles occasionnent souvent des désordres immenses, sont rarement suivies de grandes hémorragies, même par la rupture de gros vaisseaux, et sont presque toujours suivies de la mort lorsqu'un membre entier est arraché.

Dans le traitement de ces plaies, il n'y a pas de règles particulières à suivre, et comme il est inévitable qu'elles suppurent, on ne pourra faire la réunion par première intention; seulement, comme ces plaies ont beaucoup d'irrégularité, on coupera les chairs, tous les lambeaux de tendons, de muscles, de peau, qui penderaient sur les différents points de sa surface, afin de donner à la plaie une forme plus régulière; on cherchera à lier les artères s'il y en a qui puissent donner des craintes et si on peut les saisir, et on se bornera à panser la plaie comme celle qui doit suppurer. Le malade sera saigné et mis à un régime sévère, et l'inflammation sera combattue ensuite par les moyens ordinaires.

DES PLAIES D'ARMES A FEU.

On entend en général par plaie d'armes à feu, toute solution de continuité produite par les corps lancés par la poudre à canon. Ces corps ne font quelquefois que de simples contusions, mais le plus souvent ces blessures sont des plaies contuses portées au plus haut degré de contusion, et c'est là ce qui les différencie d'avec les autres blessures.

Ces plaies, quoique très-différentes entre elles, ont cependant une analogie, des rapports tellement constants, que pour les étudier, on peut renfermer dans un petit nombre de règles générales tout ce qui a rapport aux différents accidents qui peuvent les accompagner, ainsi qu'à leur traitement.

Les différences des plaies d'armes à feu tiennent principalement à la forme, à la propriété physique du corps vulnérant, à sa grosseur, à son poids, à sa figure, à sa surface polie ou raboteuse, au trajet qu'il a parcouru, à sa vitesse, à sa direction, à la nature des parties intéressées, à leur structure, à leur position, enfin aux circonstances particulières dont peuvent s'accompagner ces blessures, telles que les ruptures des vaisseaux, l'ébranlement local ou général.

Les agents les plus ordinaires des plaies d'armes à feu, sont : les balles, les biscayens, le boulet, la bombe, l'obus et ses éclats, la grenade, etc., et tous ces corps différents entre eux, font aussi des blessures fort diffé-

rentes, mais dont l'effet général est de produire, soit
une simple contusion, soit une plaie contuse accompagnée d'un ébranlement plus ou moins fort, avec une
escarre noire à l'entour de la plaie, le plus souvent
sans écoulement de sang à moins que de gros vaisseaux
n'aient été endommagés.

Les balles sont les projectiles les plus en usage,
elles sont plus ou moins volumineuses et leur surface
est ordinairement unie; quelquefois la balle est comme
mâchée ou bien elle est coupée, divisée en plusieurs
portions, soit avant d'avoir été introduite dans l'arme,
soit par sa rencontre avec un corps dur, tranchant.
Quelquefois il n'y a qu'une balle dans l'arme, d'autres
fois il y en a plusieurs. Dans tous les cas, quand la balle
est entière et qu'elle frappe perpendiculairement la
partie, l'ouverture qu'elle fait est ronde ; elle est au
contraire ovale et plus ou moins irrégulière, quand
la balle frappe obliquement et qu'elle est inégale.

Quelquefois la balle peut ne blesser que la peau et
les parties sous-jacentes, et s'arrêter plus ou moins
loin dans les chairs, alors la plaie n'aura qu'une seule
ouverture ; d'autres fois, elle traversera la partie d'outre
en outre, et dans ce cas il y aura la plaie d'entrée
et celle de sortie. Dans tous les cas, la balle pourra
n'avoir blessé que de petits vaisseaux ou nerfs peu
importants, ou bien elle aura déchiré de gros vaisseaux,
des nerfs considérables, dilacéré des tendons, des
capsules articulaires, brisé les os. Quelquefois aussi

la balle ne produit pas tous ces désordres ; elle peut rencontrer sur son passage un os, un tendon, un cartilage, une aponévrose, une grosse artère, etc., qui lui offrira une résistance suffisante pour la faire changer de direction.

Si une balle surmonte la résistance d'un os, elle le casse et le brise ordinairement en esquilles plus ou moins nombreuses, selon que l'os est prismatique ou non ; mais rarement elle le fend en long, et presque toujours, quand la balle frappe obliquement un os, elle en détache des esquilles. Si elle vient frapper obliquement sur la crête d'un os cylindrique, elle l'écorne, elle emporte le morceau sans occasionner d'autre fracture. La balle peut encore s'enclaver dans l'extrémité d'un os long, ou se loger entre deux os comme ceux de la jambe et de l'avant-bras. Enfin, quand elle vient frapper un os plat, elle peut y faire seulement un enfoncement sans fracture, ou bien elle le traverse en faisant un simple trou rond, si la balle a frappé perpendiculairement, et ovale si elle a frappé obliquement.

Les boulets, les bombes, les obus et leurs éclats, les biscayens, les grenades, causent ordinairement plus de désordres que les balles, à cause de leur volume, de la vitesse de leur mouvement, de leur direction et de la partie qu'ils blessent.

Quand un boulet frappe obliquement une partie charnue, il peut y faire une large blessure, en emporter même une portion sans que pour cela la mort

en soit la suite. S'il frappe une partie très-oblique-
ment, de manière à ce qu'il roule, pour ainsi dire,
il peut, sans entamer la peau, produire des lésions
graves ; il peut écraser les parties charnues, briser les
os, réduire en bouillie les organes. Mais s'il vient heurter
perpendiculairement un membre, il peut l'emporter en
entier, ou tout au moins y faire des dommages assez
grands, pour que la conservation du membre devienne
impossible.

Quant aux éclats de bombe, d'obus, ils offrent
deux parties qui peuvent frapper nos organes ; ou bien
ceux-ci sont frappés par leur surface plane et alors
ils font des blessures étendues mais peu profondes ; ou
bien ce sont leurs bords, leurs angles qui blessent, et
alors les plaies sont plus profondes et comme déchirées.

Mais outre l'action locale produite par les corps mis
en mouvement par la poudre à canon, les plaies
d'armes à feu offrent encore des circonstances particulières qu'il est essentiel de connaître. Les principales
sont la commotion et la stupeur qui en est la suite.
Le degré de la stupeur comme celui de la commotion,
varient suivant la violence du coup, le volume et la
pesanteur du corps qui a fait la plaie, et le plus ou
moins de résistance qu'a offert la partie blessée, et
cette commotion, cette stupeur, peuvent être si grandes,
que la partie atteinte peut être frappée d'asphyxie et
rester comme morte pendant plusieurs jours.

Il ne faut pas confondre ici la stupeur locale ou

générale avec le contre-coup qu'éprouvent quelques blessés, contre-coup qui n'est qu'un ébranlement communiqué soit aux parties molles, soit aux os, plus ou moins éloignés de la partie blessée, et qui agit en même temps sur les propriétés vitales et physiques des organes.

La grandeur, la forme des plaies d'armes à feu sont relatives à la dimension et à la figure du corps qui les ont faites ; mais en général, lorsqu'une balle traverse de part en part un membre ou toute autre partie du corps, on remarque que la plaie qui sert d'entrée à la balle est ronde, si elle a frappé perpendiculairement, qu'elle est enfoncée, qu'elle est étroite, que les lèvres de la plaie et son contour présentent une couleur noirâtre, livide, ressemblant à une escarre, et qui est due à la violente contusion, à l'attrition, à la désorganisation des parties frappées. L'ouverture de sortie de la balle au contraire, est plus large, les chairs forment une saillie en dehors, et les efforts de l'attrition y sont bien moins considérables.

Les plaies d'armes à feu saignent ordinairement peu ou ne saignent pas du tout, à cause de la forte attrition des vaisseaux qui ont été déchirés, mâchés, resserrés par la violence du coup. Cependant lorsqu'un gros vaisseau aura été ouvert, l'hémorragie pourra avoir lieu immédiatement, tandis que d'autres fois elle n'arrivera que plus tard.

Les blessures par armes à feu peuvent contenir trois

espèces de corps étrangers : 1.º ceux qui sont sortis de l'arme, comme la bourre, les balles, etc., 2.º ceux qui ont été entraînés par les projectiles, comme des portions de vêtements, de montre, de monnaie ; 3.º ceux qui ont été séparés de la partie blessée, comme des fragments d'os fracturés, des lambeaux de chair.

Quand la plaie n'a qu'une ouverture on peut penser que la balle qui l'a faite est restée dans la blessure ; cependant il arrive assez souvent qu'une balle qui a perdu une partie de sa force, entraîne devant elle la chemise, sans la percer, et qu'en retirant celle-ci, on retire en même temps la balle qui se perd le plus souvent, et par là causer l'erreur. Quand deux plaies faites par une balle sont diamétralement opposées, on peut en conclure que la balle est sortie de la blessure. Cependant l'arme peut avoir été chargée d'une ou de plusieurs balles, et il est possible que l'une de ces balles soit restée dans la plaie. La balle peut encore avoir rencontré un os qui l'aura divisée, et une portion être restée dans la plaie, tandis que l'autre en sera sortie. Il peut encore se faire que l'arme ayant été chargée de plusieurs balles, on ne trouve qu'une seule ouverture d'entrée, tandis qu'à la sortie il y en a plusieurs. Enfin les balles en traversant les parties peuvent avoir entraîné avec elles, des portions de vêtement, de la bourre, des boutons ou d'autres corps étrangers qu'elles abandonnent dans la plaie. D'autres fois les changements de direction d'une balle, par une cause quelconque, rend sa recherche difficile, ainsi que celle des autres corps étrangers, il arrive même que toutes ces recherches sont infructueuses.

La douleur qu'occasionne une plaie d'armes à feu n'est pas aiguë, quelquefois on ne la sent pas du tout au moment où l'on reçoit le coup. Ordinairement elle est gravative, la partie qu'elle a traversée est lourde et engourdie, mais peu de temps après la douleur devient plus aiguë, la stupeur, l'engourdissement se manifestent, le gonflement et l'hémorragie, dans ce cas, ne tardent pas à paraître. Les accidents généraux qui suivent pour l'ordinaire les plaies d'armes à feu sont : un engourdissement avec pesanteur de tout le corps, un froid général, la pâleur du visage qui est jaune ou plombé, la concentration du pouls, la syncope, le tremblement, les convulsions, le hoquet, les vomissements. Mais ces accidents qui ne dépendent que de la commotion générale, de l'ébranlement du système nerveux, ne sont souvent que passagers, quelquefois ne se rencontrent pas, et sont le plus souvent l'effet de la disposition morale des individus.

Il survient toujours aux plaies d'armes à feu, un engorgement plus ou moins grand. Quand la plaie est peu étendue, qu'elle ne s'étend qu'aux parties superficielles, l'engorgement est peu considérable, se termine presque toujours par suppuration, et la plaie guérit en peu de temps. Mais quand la blessure est considérable, que les parties nerveuses ou ligamenteuses ont été intéressées, l'engorgement est aussi très-étendu et peut se propager à tout un membre, surtout lorsque les os ont été brisés.

L'engorgement peut dépendre de deux causes distinctes qu'il est important de connaître : 1.º il dépend de la stupeur qui, par l'affaiblissement qu'elle apporte aux parties et aux vaisseaux, fait qu'ils ne peuvent résister à l'afflux des humeurs, et que la partie se tuméfie, s'infiltre d'une matière séreuse et donne un gonflement mou, blanc, pâteux et indolent; 2.º l'engorgement peut dépendre de l'irritation des parties nerveuses blessées soit par les projectiles ou par les esquilles, soit par tout autre corps étranger. Quand cet engorgement par irritation se présente dans des parties pourvûes de fortes aponévroses, il en résulte un étranglement qui peut se terminer par gangrène. Dans ce cas la partie engorgée est rouge, tendue, chaude et douloureuse.

L'engorgement par suite de stupeur se termine presque toujours par la gangrène. Celui dont la cause est l'irritation peut produire bientôt la gangrène, tantôt par un éritisme qui entretient la sécheresse de la plaie et fait périr le blessé. D'autres fois la suppuration s'établit, la plaie se dégorge et souvent il arrive du huitième au douzième jour, une hémorragie d'autant plus fâcheuse qu'on ne peut pas découvrir le vaisseau ouvert.

Les accidents consécutifs des plaies d'armes à feu sont la fièvre, la chaleur brûlante de tout le corps, sécheresse de la peau, soif ardente, constipation, agitation, convulsion, tétanos, délire, assoupissement. Dans ces cas la tuméfaction de la partie est grande, la plaie est pâle, et peu ou point humectée. Quelquefois la suppuration est supprimée, et il y a inflammation et abcès intérieurs. Ces accidents, qui sont loin d'exister toujours, sont plus ou moins intenses selon que les parties blessées sont plus ou moins importantes, et qu'elles ont été frappées à un plus ou moins haut degré.

Enfin il y a des accidents généraux ou locaux qui peuvent survenir dans le cours du traitement des plaies d'armes à feu ou longtemps après. Ce sont ordinairement la suppression de la suppuration, des abcès internes ou externes, la mauvaise qualité des chairs qui retarde la guérison et qui dépend d'un virus scorbutique, scrophuleux, vénérien, etc., la pourriture d'hôpital, le marasme, le dévoiement colliquatif qui entraîne le plus souvent la perte du malade.

Quelquefois lorsque le malade échappe à tous ces accidents, le membre reste atrophié, les articulations sont ankylosées, les plaies restent fistuleuses, soit parce que des esquilles seront restées dans le fond de la plaie ou que les os eux-mêmes sont altérés, soit parce que des corps étrangers n'auront pas été extraits, ou que des portions d'os ne s'étant détachées que fort tard, ils auront donné lieu à des abcès qui s'ouvrent pour leur donner issue. Cependant on voit beaucoup de blessés porter toute leur vie des balles dans leurs chairs sans souffrir aucune incommodité.

Cinq indications se présentent dans le traitement des plaies d'armes à feu : 1.° changer la nature de ces plaies par les incisions convenables ; 2.° arrêter l'hémorragie quand elle a lieu ; 3.° extraire les corps étrangers s'il en existe ; 4.° prévenir les accidents qui peuvent survenir et remédier à ceux qui ont paru ; 5.° procurer la suppuration qui doit séparer les chairs contuses et inertes, d'avec les chairs saines et vivantes, faciliter le dégorgement et hâter la cicatrisation.

1.° *Changer la nature de la plaie, par les incisions convenables.* Les incisions doivent être faites dès le premier pansement, parce qu'en même temps qu'elles amènent le dégorgement de la partie, elles préviennent le gonflement et ses suites, l'étranglement des muscles par les aponévroses ; parce qu'elles facilitent les recherches et l'extraction des corps étrangers, et préparent une issue facile aux sucs arrêtés et à la suppuration.

Les incisions ne doivent pas être pratiquées également dans toutes les parties. Ainsi on ne pourra s'en dispenser dans les blessures par armes à feu de la cuisse, de la jambe, du bras, de l'avant-bras, qui sont entourés d'une forte aponévrose ; on les fera surtout lorsqu'il y aura des fractures et que la plaie renfermera des corps étrangers. On pourra ne pas faire d'incisions dans les parties peu fournies de chairs et dont celles-ci sont appliquées sur les os, comme au crâne, à la poitrine, à la main, aux pieds, aux articulations. Quelquefois même ces incisions, si elles ne sont pas nuisibles, sont au moins inutiles, et dans bien des cas on ne doit les pratiquer que pour extraire les corps étrangers qui pourraient, par leur séjour dans les parties, occasionner des accidents graves. Il ne faut pas non plus trop se hâter de faire la dilatation des plaies, car la précipitation que l'on y mettrait, pourrait être funeste au blessé, surtout si les incisions étaient étendues et faites sur des parties frappées de commotion et de stupeur. Enfin dans les plaies des articulations, il ne faudra faire des incisions qu'autant qu'il y aura des corps étrangers à extraire ou du sang épanché à évacuer, et ne les faire qu'avec le plus grand soin pour empêcher l'introduction de l'air.

Pour débrider une plaie faite par une balle ou tout autre petit projectile, on introduit le doigt jusqu'au fond de la plaie, si elle est assez large pour lui donner passage ; dans le cas contraire, on se sert d'une sonde cannelée sur laquelle on glisse la pointe d'un bistouri, avec lequel on agrandit l'ouverture. Cette première incision faite, on introduit de nouveau le doigt indicateur autant que possible jusqu'au fond de la plaie, en ayant soin de presser le côté opposé du membre avec l'autre main, pour raccourcir l'étendue du canal fait par la balle. Le doigt étant introduit, on glisse sur sa pulpe un bistouri long, étroit et boutonné, jusqu'au fond de la plaie, ensuite le tranchant tourné du côté supérieur du membre et en retirant le bistouri, sur le

dos duquel appuie le doigt conducteur, on incise du
fond à la superficie, en ayant soin de faire les incisions
profondes aussi larges que les superficielles. Cette première incision faite, on en fait une seconde à la partie
inférieure de la plaie, le bistouri toujours guidé par
le doigt et de la même manière que la première. On
ne craindra pas de tailler profondément dans les muscles
et même de couper les filets artériels ou nerveux,
mais en ménageant toujours les gros troncs artériels,
veineux ou nerveux, dont la section pourrait entraîner
des accidents des plus sérieux et même la mort. Quelquefois le doigt fait reconnaître des brides dans la
plaie, il faudra avoir soin de les couper. Outre ces
deux ouvertures longitudinales, on fera bien de faire
dans l'intérieur de la plaie des scarifications profondes
et de tailler en travers les fortes aponévroses qui,
comme à la cuisse, pourraient favoriser l'étranglement
ou la hernie musculaire.

Quand la balle aura percé un membre de part en
part, il faudra faire à l'ouverture de sortie les mêmes
incisions qu'à celle d'entrée, en ayant le soin, autant
que possible, que les incisions se rencontrent au fond
de la plaie. Si une balle a traversé obliquement un
membre et que les ouvertures d'entrée et de sortie
soient assez rapprochées pour ne former qu'un pont
étroit, des deux plaies on pourra n'en faire qu'une
en incisant le pont dans toute sa longueur. Mais quand
les deux plaies seront trop éloignées l'une de l'autre,

on se contentera de débrider largement chacune des plaies.

L'étendue des incisions devra varier selon la partie blessée et la profondeur de la blessure. Ainsi les parties fortement charnues, comme la cuisse, le mollet, le bras, et les plaies très-profondes, demanderont un débridement plus ample que les plaies presque superficielles et les parties reposant sur les os. Quand le canal fait par la balle sera droit, les incisions seront égales de tous les côtés; mais lorsque la plaie sera oblique, tortueuse, ces incisions devront être plus grandes du côté où la plaie dérive, pour les redresser et faciliter la recherche des corps étrangers.

2.º *Arrêter l'hémorragie quand elle a lieu.* Quelquefois l'écoulement modéré du sang est utile dans les plaies d'armes à feu, pour prévenir la congestion locale et il ne faut pas chercher à l'arrêter trop vite; mais lorsqu'un gros vaisseau a été ouvert, il peut donner lieu à une hémorragie mortelle, aussi la première chose à faire, c'est de s'en rendre maître. Si l'on ne peut apercevoir le bout de l'artère, on mettra un tourniquet sur son trajet, ou l'on fera la compression de la sous-clavière, si c'est au membre supérieur, ou de la crurale, si c'est au membre abdominal; alors on fera une incision pour découvrir le tronc de l'artère et la lier. Mais il peut arriver que cette artère, située trop profondément, soit impossible à lier, on devra, dans ce cas, s'assurer du point de départ de l'hémorragie et mettre immédiatement, sur l'ouverture du vaisseau, des morceaux d'agaric superposés jusqu'au niveau de la plaie, et on soutiendra cette compression immédiate par des compresses graduées et un bandage fait de manière à ne pas comprimer les bords de la plaie.

5.º *Rechercher et extraire les corps étrangers.* Aussitôt que la plaie a été débridée et que l'on a paré à l'hémorragie, si elle existait, il faut rechercher la balle ou les corps étrangers qui peuvent se trouver dans la blessure, et il vaut beaucoup mieux le faire dans l'instant même que d'attendre, car lorsque le gonflement sera survenu, on aura bien plus de mal dans les recherches et dans l'extraction, et l'on occasionnera bien plus de douleurs au blessé que si on avait fait ces opérations dans le moment de la blessure; et puis la satisfaction qu'éprouve le blessé de voir la balle qu'il portait, est encore une cause qui diminuera la stupeur et les accidents consécutifs de la blessure, et qui fera naître dans son âme la sécurité et l'espérance qui ont tant d'influence sur la guérison.

Mais avant de parler du manuel de ces opérations, disons un mot sur les instruments qui sont nécessaires pour l'extraction des balles ou des autres corps étrangers.

Autrefois on se servait pour extraire les balles d'une foule d'instruments dont l'inutilité a été reconnue; c'était les crochets, l'alphonsin, les sondes annulaires, les becs de canne à vis, le bec de grue, le bec à corbin, le bec de lézard, la pince de Ferri, la pince à anneau, des élévatoires de différentes formes, des tire-fonds simples ou à cannule, des curettes, etc., etc. Aujourd'hui, tous ces instruments sont expulsés de l'arsenal de chirurgie et remplacés par un petit nombre bien plus utiles et que nous allons passer en revue.

1.° La curette à bouton, ou bouton à crête (fig. 9), est une grosse sonde ou longue tige d'acier, terminée d'un côté par un bouton arrondi et de l'autre par une espèce de cuillère, formée par une cavité demi-circulaire de sept à huit millimètres de profondeur, qui se décide brusquement et s'allonge peu à peu pour en faire une gouttière conique se prolongeant en avant de la tige dans la longueur de trois à quatre centimètres. Cette gouttière se termine par une crète ou vive-arête qui commence insensiblement, s'élève vers le milieu à la hauteur de cinq millimètres et se termine encore insensiblement vers l'extrémité de la tige qui porte le bouton. Cet instrument, qui doit avoir vingt-deux à vingt-trois centimètres de longueur, a une inflexion douce qui n'éloigne la cuillère que de huit millimètres de l'axe de la tige.

On se sert de la curette à bouton pour aller chercher une balle située trop profondément pour la saisir avec le doigt, quand elle est libre et, pour ainsi dire, flottante au milieu des parties molles. Chargée dans la cuillère, la balle est facilement amenée au dehors, surtout si le doigt placé dans la plaie peut la fixer, et la crète saillante qui règne sur sa tige, en éloignant les parois de la plaie, empêche que la balle ne rencontre des obstacles de la part de celle-ci.

Pour se servir de cette curette, on la tient comme une plume à écrire, on l'enfonce doucement dans la plaie, on la pousse jusque sur la balle que l'on touche avec la cuillère, on la penche plus ou moins et on charge la balle que l'on retire doucement en conservant à la tige une inclinaison inverse à celle que l'on avait donnée pour chercher le corps étranger.

Cette curette ne pourrait servir pour extraire une balle aplatie ou voisine d'une cavité dans laquelle elle pourrait tomber.

2.º La curette tire-balle de Thomassin (fig. 10) est un des meilleurs instruments que l'on ait imaginé pour retirer les balles des plaies. Il est composé de deux branches qui glissent l'une sur l'autre au moyen d'une coulisse. La pièce principale doit avoir vingt et un à vingt-deux centimètres de long. Elle présente à l'une de ses extrémités une cuillère ovale, assez profonde et assez recourbée pour embrasser la plus grande partie de la balle et la retenir. L'autre extrémité est garnie de deux anneaux latéraux propres à recevoir les doigts; toute la branche est creusée à sa partie antérieure, du côté concave de la cuillère, d'une large cannelure à galeries rabattues (fig. 11). La seconde pièce (fig. 12) est une branche de la même longueur que la première, plus l'anneau qu'elle porte à son extrémité supérieure; elle est taillée de façon à entrer juste et à couler dans la cannelure de la première pièce. Son extrémité inférieure ou sa pointe est taillée en biseau ou en bec de flûte, tournée du côté de la concavité de la curette et de manière à s'adapter avec le bord correspondant de celle-ci. Il y a sur le bord de la curette une rainure qui empêche que la tranche ne puisse aller plus loin que la curette. La pointe du biseau est destinée à entrer dans la balle. Une vis ailée traverse la première branche un peu au-dessous de ses anneaux, et dont le bout porte contre la branche du biseau, sert à la fixer au point où l'on a besoin de l'arrêter. La branche porte-biseau est marquée de lignes près de l'anneau ; ces lignes servent à faire connaître le volume de la balle.

Pour se servir de la curette tire-balle, on pousse le biseau jusque sur la curette, on fixe sa tige par un tour de vis. Ensuite on prend l'instrument comme une plume à écrire, on l'enfonce dans la plaie jusque sur la balle. On desserre la vis, on fait remonter la branche porte biseau de quatre centimètres environ, et on donne un tour de vis pour la fixer. Par des mouvements d'inflexion on cherche à dégager la balle du milieu des chairs et à la charger dans la cuillère de la branche à curette. Quand on l'a saisie, on desserre de nouveau la vis et on pousse le biseau sur la balle pour la fixer dans la curette : on donne de nouveau un tour de vis pour assujettir le biseau et on retire à soi tout l'instrument chargé de la balle ; mais ce temps de l'opération doit être pratiqué doucement et avec précaution pour ne pas blesser les parties environnantes.

3.º Le tire-fond est une mèche d'acier (fig. 13) de cinq à six millimètres d'épaisseur, de forme ronde, et longue de seize à dix-sept centimètres. L'une de ses extrémités est garnie d'un anneau propre à recevoir le doigt; l'autre extrémité est armée de pas de vis nombreux, bien évidés, renversés les uns sur les autres et terminés par deux petits crochets très-pointus.

On se sert de cet instrument de la manière suivante :

On porte d'abord le doigt dans la plaie pour servir de guide au tire-fond et le soutenir. On introduit ensuite dans la plaie l'instrument qu'on tient comme une plume à écrire, on le glisse le long du doigt, et lorsque l'on est sûr d'être parvenu jusque sur la balle, on lui fait faire cinq ou six tours pour la saisir avec le pas de vis, et toujours en soutenant l'instrument avec le doigt. Quand on est assuré que la balle est bien saisie par le tire-fond, on la retire facilement si elle n'est pas retenue par de trop grands obstacles.

4.º Le tire-fond de **M. Baudens** (fig. 13 bis), est une tige d'acier renfermée dans une gaine qui sert de conducteur à la tige. La longueur totale de l'instrument est de 20 centimètres y compris le manche en ébène qui en a huit. La gaine moins longue que la tige de deux centimètres, sert de conducteur à la tige du tire-fond et à la recherche de la balle. Quand celle-ci est trouvée, on retire la tige en haut, et l'on enfonce en tournant la vis du tire-fond dans le corps de balle pour la retirer ensuite doucement.

5.° Les élévatoires sont des tiges d'acier plus ou moins épaisses, droites ou courbées un peu en **S**, et portant à leurs extrémités des rainures étroites, fort rapprochées, transversales et profondes, destinées à empêcher le glissement de la balle sur laquelle on les applique. Une forte spatule peut fort bien remplir l'office de ces instruments que l'on peut employer lorsqu'une balle est peu enfoncée dans un os, et que les bords de la plaie qu'elle a faite à l'os sont brisés. Alors avec un élévatoire que l'on glisse dessous elle, il est facile de la faire vaciller et de l'extraire. Mais si la balle est profondément enchassée dans l'os, il serait à craindre qu'avec l'élévatoire on ne la fît enfoncer dans le canal médullaire, si c'est un os long, dans la cavité du crâne si c'est à la tête, ou dans la poitrine ou le bassin, si elle est enclavée dans le sternum, les os des iles.

6.° Nous arrivons à la pincette tire-balle (fig. 14) de M. Percy, que cet auteur a nommé *tribulcon*, à cause de son triple usage et qui remplace avec avantage tous les autres instruments imaginés pour l'extraction des balles.

Le tribulcon est composé de deux branches de trente-trois centimètres de longueur; elles doivent être très-déliées, polies et plutôt plates que rondes; elles se terminent chacune par une espèce d'ongle, dont les bords sont mousses et minces, la fossette médiocrement écrasée, et le dedans uni.

Elles se joignent par deux surfaces planes qui n'excèdent pas le niveau de l'instrument, et elles sont retenues ensemble par un cliquet tournant qui permet de les séparer pour pouvoir les introduire l'une après l'autre. L'une des branches (fig. 14, *a*) est terminée à son extrémité supérieure par un anneau propre à recevoir le doigt. Cette branche se dévisse à un centimètre de l'anneau (fig. 14, *d*) pour former un petit tire-fond. L'autre branche, qui doit être la branche femelle (fig. 14, *b*) a son anneau remplacé par une curette demi-circulaire de sept millimètres de profondeur, qui se décide brusquement, s'allonge peu à peu pour finir en une pointe conique; un bord élevé sur le devant, rentre insensiblement, et diminue dans la même proportion que la cavité pour disparaître avec elle.

La branche affecte une courbure douce qui n'éloigne cette curette que de huit millimètres au plus de l'axe de la tige. L'anneau de la branche mâle se divise et porte un tire-fond qui se trouve logé dans l'intérieur de cette branche (fig. 14, *c*)

Ainsi comme on le voit, le tribulcon de Percy, porte en une seule pièce, la pince tire-balle, la curette, le tire-fond, et outre cela, les branches, se séparant à volonté, peuvent être introduites séparément dans une plaie étroite.

Pour se servir de la pincette tire-balle, on introduit le doigt dans la plaie, s'il y a possibilité, et les pincettes étant fermées, on les glisse le long du doigt jusque sur la balle, alors on écarte ses branches pour séparer les cuilléres et on saisit le corps étranger, en ayant soin de ne pas pincer les chairs, ni des vaisseaux, ni des nerfs. La balle une fois chargée, on retire doucement l'instrument en lui faisant faire quelques mouvements latéraux pour en faciliter la sortie.

7.º M. Baudens a mis en usage dans ces derniers temps une pince à mors (fig. 15) dont les cuilléres sont ovales et longues, mais elle ne semble pas rassembler les mêmes avantages que le tribulcon, et je me permettrai de n'en rien dire. Du reste on l'emploie de la même manière que les pinces Percy.

Enfin pour extraire les corps étrangers, les balles, les éclats d'obus, de pierres, de bois, etc., on pourra se servir de pinces à pansements ordinaires, de longues pinces à érignes, de pinces à polypes, et de tous les instruments que le génie du chirurgien lui suggérera. Ce sera à sa sagacité dans bien des circonstances qu'il devra les moyens improvisés qu'il mettra en usage.

Revenons maintenant à la recherche et à l'extraction des balles et des autres corps étrangers.

Le premier soin que doit avoir le chirurgien lorsqu'on lui amène un blessé, sera de visiter scrupuleusement ses vêtements pour s'assurer si la balle ne serait pas restée dans la chemise ou les autres parties des vêtements, ou bien si elle n'aurait pas entraîné avec elle quelque portion de chemise, d'habit, un bouton ou tout autre corps. Sans cette précaution on s'expose à faire des recherches inutiles dans la plaie, et on occasionne au blessé des douleurs qu'avec un peu d'attention, on lui aurait épargné. Il en sera de même lorsqu'une balle ayant perdu une partie de sa force, viendra frapper un os qu'elle ne fracturera pas, mais que repoussée par lui en quelque sorte, elle ressortira par la plaie qu'elle avait faite, ou que par son propre poids elle sortira de la blessure.

On visitera, on palpera avec soin, les alentours de la blessure pour s'assurer si la balle ne s'est pas arrêtée dans les environs par un changement de direction. Souvent la balle s'arrête sous la peau au côté opposé à celui par lequel elle est entrée; d'autre fois, rencontrant un obstacle, elle change de direction, contourne la partie blessée et vient se faire jour au côté diamétralement opposé. Cette circonstance se rencontre surtout au crâne, à la poitrine, au bassin. Quelquefois encore, la balle frappant une partie dans un angle plus ou moins obtus, l'obliquité de son incidence la fait remonter ou descendre à des distances plus ou moins grandes. On conçoit donc qu'il est fort essentiel de se livrer à toutes sortes d'investigations avant de se livrer à la recherche intérieure du corps étranger.

Un autre soin non moins important dans la recherche de la balle, c'est de faire prendre au blessé, quand cela est possible, la même position qu'il avait en recevant le coup. On facilitera singulièrement par ce moyen la recherche et l'extraction du corps étranger. Cependant il y a des circonstances où cette situation serait plus nuisible qu'utile, car la balle peut être cachée derrière un tendon, sous des aponévroses, dans l'interstice des muscles, et il est nécessaire alors de mettre ceux-ci dans le relâchement pour ne pas commettre d'erreurs et trouver la balle avec plus de facilité. Ainsi, on fera faire à la partie des mouvements variés, tantôt de relâchement, tantôt de contraction des muscles, pour faire sortir la balle du réduit où elle se serait logée.

Quand on a acquis la certitude que la balle est restée dans la plaie, il faut chercher à l'extraire le plus tôt possible, et profiter, immédiatement après le coup, de l'étonnement du blessé, de l'engourdissement de la partie, engourdissement momentané qui diffère de la stupeur, de l'état encore naturel des chairs, qui font qu'on les pratique plus facilement et que le blessé éprouve moins de douleur; tandis que si cette extraction est retardée, le sentiment du blessé s'éveille, le gonflement survient, l'inflammation se développe, et ces circonstances rendent la recherche et l'extraction de la balle difficiles pour le chirurgien et douloureuse pour le malade.

Mais, lorsqu'après avoir fait des tentatives sages et inutiles, on ne parvient pas à trouver la balle, il vaut mieux abandonner à la nature le soin de l'expulsion de ce corps étranger, que de faire de nouvelles recherches qui ne serviraient qu'à augmenter l'irritation et apporter de nouveaux obstacles. Il y a cependant des cas où il serait dangereux de ne pas extraire

immédiatement les corps étrangers ; ce sont ceux où
une balle, comprimant un gros vaisseau, s'opposerait
à la libre circulation ; ou un nerf, étant comprimé,
rendrait la partie paralytique ; quand la balle, enclavée
entre des tendons, des aponévroses, des os, occasionne des douleurs, des spasmes, des convulsions, etc.
Dans ces cas, on mettrait tout en œuvre pour faire
l'extraction et se frayer, quoiqu'il en coûte, un passage par de nouvelles incisions, et n'écouter dans cette
circonstance que la loi du besoin et les inspirations du
génie.

On peut retirer une balle d'une plaie de deux
manières différentes : 1.º on la fait sortir par la plaie
qu'elle a faite ; 2.º on l'extrait au moyen de contre-
ouverture.

1.º Après avoir fait scrupuleusement toutes les recherches dont nous avons parlé, avoir fait les incisions
convenables, donné à la partie différentes positions,
si la balle n'est pas trop profondément située, le doigt
suffit souvent pour l'enlever, ainsi que les morceaux
de bourre, de vêtements, etc., que la balle aurait
poussé devant elle. On fléchit le doigt en crochet, on
cherche à le passer au-dessous de la balle et on la
ramène assez facilement. Mais si elle se trouve à
une trop grande profondeur pour que le doigt puisse
l'atteindre et que par le sondage on a reconnu qu'elle
est libre et, pour ainsi dire, flottante, on va la chercher
avec une des curettes dont j'ai parlé précédemment,

soit la curette à bouton, soit la curette de Thomassin, soit celle du tribulcon. Je ne reviendrai pas sur la manière d'employer ces instruments, je crois en avoir dit assez pour être bien compris ; seulement, je rappellerai que l'usage de la curette ne conviendrait pas si la balle était serrée entre des muscles, des tendons, ou qu'elle soit près d'une cavité dans laquelle elle pourrait tomber.

Lorsqu'il y a impossibilité de saisir la balle avec l'une des curettes, on doit avoir recours à la pincette, et celle de Percy me paraît devoir mériter la préférence. On l'introduira dans la plaie comme nous l'avons indiqué plus haut, et quand on sera sûr d'avoir bien saisi la balle, on la retirera avec précaution. Quand la balle est située profondément, il faut avoir le soin de faire comprimer la partie du membre opposée à l'ouverture d'entrée pour rapprocher le corps étranger des cuillères de la pincette et en faciliter l'extraction.

Quand la plaie est très-profonde, que l'on n'a pu pousser les débridements assez loin, que la balle est située près d'une cavité dans laquelle elle pourrait tomber, ou bien qu'elle est cantonnée, serrée entre les parties environnantes, il faut séparer les branches de la pincette pour les introduire l'une après l'autre. On commence par introduire la branche mâle que l'on fait glisser sous la balle, en détruisant, par un léger frottement sur elle, les couches celluleuses qui peuvent la couvrir ; on donne cette branche à tenir à un aide ou on la tient soi-même ; on introduit l'autre branche de la même manière, on les réunit par le cliquet et on les retire ensuite avec la balle.

Il est bien nécessaire, dans la recherche des corps étrangers, de s'assurer s'il y avait une ou plusieurs balles, car il peut arriver que l'une d'elles peut être sortie seule, tandis que l'autre sera restée dans la plaie. Si ce fait se présente, il faut extraire la balle restante comme nous l'avons dit plus haut.

Quand des fragments de linge, d'habits, de boutons, des morceaux de montre, de bois, etc., ont été entraînés par une balle dans la plaie, ordinairement ces corps sont peu éloignés de l'ouverture et on peut les retirer avec les doigts. Mais lorsqu'ils sont trop profondément situés pour pouvoir les saisir, ou qu'ils sont restés accrochés à des portions d'os brisés, on devra aller les chercher avec la pincette tire-balle ou avec une longue pince à pansements.

2.° Nous venons de voir la balle restée dans la plaie à une certaine profondeur accessible au doigt ou à nos instruments, mais il arrive aussi qu'elle peut avoir traversé une plus grande partie du membre sans arriver jusqu'à la peau, ou bien qu'elle sera arrêtée sous celle-ci, au côté opposé de l'ouverture d'entrée, ou après s'être divisée, et comme on doit toujours suivre le chemin le plus court dans l'extraction des corps étrangers, c'est par une contre-ouverture qu'il faudra aller les chercher.

Ainsi, quand une balle ou tout autre corps étranger sera senti au-delà du diamètre de la partie, et qu'il se sera approché de la surface opposée, on fera une incision dans sa direction et sans pli à la peau, pour parvenir jusqu'à lui et l'enlever comme on le ferait dans le cas de l'ouverture faite par lui; mais si la balle est située sous la peau et qu'elle n'ait pas de point d'appui, il faudra faire un pli transversal à la peau pour la retirer. Sans cette précaution, la pression exercée sur elle par le bistouri pourrait l'enfoncer dans la plaie, la faire rétrograder et rendre son extraction plus difficile, plus longue et plus douloureuse.

Si une balle, après avoir frappé un os, ne l'a pas traversé, est restée enclavée dans sa substance, après avoir fait de larges incisions pour découvrir l'os et avoir fendu le périoste, on peut, s'il y a des esquilles et du jeu à l'entour d'elle, l'enlever avec un élévatoire quelconque; mais si elle est fortement enchassée et qu'elle n'ait pas pénétré trop profondément, il faudra employer le tire-fond et s'en servir comme nous l'avons dit en décrivant cet instrument.

Le tire-fond n'ayant point de prise sur les balles de fer, de cuivre, les fragments de verre, de pierres, etc., il faut, pour les extraire des os, employer le trépan. Si une balle s'est tellement aplatie en pénétrant la substance de l'os, qu'on ne puisse se servir du tire-fond, c'est encore au trépan à qui il faudra avoir recours. Enfin, on emploiera encore ce procédé lorsqu'une balle, après avoir traversé un os, vient former une tumeur osseuse au côté opposé. Il est bien entendu que l'application de cet instrument sera précédé d'incisions larges et profondes sur les parties molles du côté de la tumeur formée par l'os.

Il faut autant que possible appliquer la couronne de trépan sur la balle, de manière à la cerner, et choisir une couronne plus large que le corps étranger, et lorsque la couronne a pénétré dans l'os à une certaine profondeur, on cherche, par des mouvements, à ébranler la pièce osseuse qu'on enlève avec la couronne, comme un anneau au centre duquel la balle est enchassée.

Si la balle formait une trop grosse masse, ou que, aplatie, elle empêchât d'appliquer le trépan sur elle, il faudrait prendre le trépan perforatif, on perforerait à côté, on ferait une ouverture médiocre pour pouvoir introduire sous le corps étranger, un élévatoire mince qui le dégagerait.

Il arrive quelquefois que les balles ou tous autres corps étrangers sont si cachés, que les recherches les plus minutieuses ne peuvent les faire découvrir, ou que les opérations que leur extraction demande puissent donner lieu à des accidents graves. Dans ces différents cas il vaut mieux attendre à des moments plus propices, attendre la suppuration, et ne pas craindre leur séjour dans les parties, car on a vu des balles séjourner toute la vie dans les parties molles et même dans les os sans occasionner la moindre incommodité.

L'extraction des esquilles se fait de la même manière que les autres corps étrangers ; on l'opère avec les pincettes, avec le doigt ou avec l'élévateur ; mais il faut avoir soin de ne pas les arracher de force, de ne pas les retirer en travers, pour ne pas blesser les chairs déjà irritées, et mieux vaut les laisser, si elles tiennent trop, que de s'exposer à voir surgir de graves accidents. Dans tous les cas on ne les enlèvera qu'après avoir coupé les brides qui les retiennent. Lorsque l'on est obligé de les laisser, on les remet en place et souvent elles se recollent à l'os. Dans le cas contraire elles sont détachées par la suppuration et on les retire facilement.

Lorsque les incisions nécessaires ont été faites, les corps étrangers extraits, on doit procéder au pansement qui doit être fort simple et doux. La plaie sera remplie de charpie mollette soutenue par des compresses trempées dans de l'eau végéto-minérale, et même de l'eau froide, et l'on appliquera un bandage peu serré.

4.° *Prévenir les accidents qui peuvent survenir et remédier à ceux qui ont paru.* Pour combattre l'inflammation qui est ordinairement la suite des plaies d'armes à feu, on mettra le blessé à une diète absolue, on lui fera des saignées proportionnées à l'étendue de la blessure, à son âge, à ses forces, etc. Mais si le blessé avait perdu beaucoup de sang, qu'il fut faible, qu'il y eût des signes de stupeur, il faudrait s'en abstenir. On lui donnera des boissons rafraîchissantes ou toniques selon les cas.

Mon intention n'étant dans ce faible ouvrage que de mettre au courant de jeunes chirurgiens, que de leur donner les notions indispensables sur le champ de bataille, je me tairai sur les moyens propres à combattre les accidents qui sont la suite des plaies d'armes à feu, et je passerai de suite à quelques cas particuliers qui peuvent se rencontrer dans les différentes régions du corps.

COUPS DE FEU A LA TÊTE.

Quand une balle vient frapper la tête obliquement, ordinairement elle ne fait au crâne qu'une contusion, et puis elle file entre la peau et l'os. Quelquefois elle se fait une issue à travers les téguments ; d'autres fois elle s'arrête sous ceux-ci et forme une tumeur qui la fait apercevoir. Dans ce cas une simple incision suffit pour l'extraire, à moins que chemin faisant elle ait détaché des esquilles ou qu'elle se soit écorchée. Il faudrait alors fendre la peau pour ôter les portions d'os et les parcelles de plomb restées sur l'os.

Quand la balle tombe perpendiculairement sur l'os, elle peut l'enfoncer ou le percer. Si elle ne fait que l'enfoncer et que la plus grande partie de sa circonfé-rence reste au dehors, on peut l'enlever facilement avec un élévatoire pointu qu'on passe au-dessous d'elle, et qui entre un peu dans sa substance. Mais si la balle a pénétré au-delà de son grand diamètre, on ne doit plus employer l'élévatoire, mais appliquer le trépan, avec le soin d'en ôter le perforatif qui pourrait enfoncer davantage la balle, ou bien appliquer sur elle un morceau de carton épais sur lequel appuierait la pointe du per-foratif.

Dans le cas où la balle, après avoir percé la première table de l'os, s'arrêterait et s'aplatirait sur la seconde, il faudrait encore appliquer le trépan, mais employer plusieurs couronnes les unes à côté des autres, pour pouvoir extraire les portions aplaties, sans diffi-culté. Il est bien entendu que la première table seule sera entamée par le trépan. Si par les ouvertures que l'on a faites, on rencontrait des parcelles de plomb, il faudrait les retirer avec des pinces à pansement. Mais si la seconde table était brisée et qu'elle fût étendue sur la dure-mère avec des feuilles de la balle aplatie, il ne faudrait pas hésiter d'emporter avec la table in-terne, la portion de la dure-mère où la feuille de plomb est comme enracinée.

Lorsqu'une balle aura pénétré dans la substance du cerveau, mais qu'elle ne sera pas assez profondément située pour que l'on puisse voir la saillie qu'elle fait faire à la masse cérébrale, il faudra, pour l'extraire, appliquer plusieurs couronnes de trépan pour se frayer un large passage, et ensuite aller chercher la balle avec une curette ou une pince, en ayant soin de ne pas la pousser trop loin pour ne pas produire des accidents mortels. On portera ensuite le doigt dans la plaie pour s'assurer s'il n'est pas resté des corps étrangers qu'on retirera facilement.

COUPS DE FEU A LA FACE.

Une balle après avoir fracturé la première table du sinus frontal, peut s'être logée dans ses cavités sans avoir enfoncé la seconde table. Dans ce cas, pour la retirer, quand on a la certitude qu'elle y est encore, il faut appliquer le trépan, et si elle est située sur un plan solide, la saisir avec le tire-fond. Si elle s'était moulée aux anfractuosités du sinus, on détruirait les brides osseuses qui la retiennent, et l'enlèverait avec un élévatoire, des pinces ou le tire-fond.

Si une balle ou tout autre corps étranger vient se fixer dans l'orbite, nécessairement l'œil est perdu, et avant de chercher le corps étranger, il faut en faire l'excision s'il est encore entier, et en enlever les lambeaux s'il y en a qui sortent de l'orbite. Si le corps étranger est une balle, on ira la chercher avec la curette et on l'extraira. Si c'est une pointe d'épée, un éclat de bois, un couteau, et qu'il en reste assez au dehors pour le saisir, on se servira de fortes pinces, d'une tenaille, et même d'un étau à main, s'il était fortement enchassé dans l'os. Dans le cas où le corps étranger serait une portion de verre, il faudrait garnir le bout de la pince avec du linge afin de ne pas l'écraser. Quand le corps étranger est rompu dans l'orbite, et que les parties molles s'opposent à ce qu'on le saisisse, il faut vider l'orbite pour pouvoir l'apercevoir et l'arracher.

Si une balle est entrée dans les fosses nasales, sans s'y être incrustée, il n'est pas difficile de la faire sortir, car il ne s'agit que de la prendre avec les pinces si on peut la voir, ou bien de la pousser par les ouvertures postérieures si elle est plus rapprochée de cette partie. Mais quand la balle a pénétré dans le sinus maxillaire, il n'y a pas d'autre moyen pour l'extraire que la térébration avec une petite couronne de trépan appliquée sur la fosse canine, et l'emploi du tire-fond pour la déloger. Si cette balle est entrée dans le sinus par la joue, il faut agrandir l'ouverture qu'elle a faite et encore là saisir avec le tire-fond. Au reste, on a vu des balles séjourner longtemps dans le sinus maxillaire sans y occasionner d'accidents.

La balle qui frappe la mâchoire inférieure, si elle est logée entre deux dents, en est facilement enlevée avec un élévatoire ; si elle fracture l'os et qu'elle s'y arrête, on l'extrait avec le tire-fond, et quand elle a traversé l'os pour aller s'enfoncer dans le palais, il faut la saisir avec de fortes pinces ou avec le tire-fond plongé obliquement, ou bien la pousser dans les fosses nasales si elle est trop avancée.

Dans les plaies de ces parties, il y a tant de diversité,

qu'il serait impossible de donner des indications même générales, et dans ces cas, comme dans bien d'autres, il faut suivre les lois de la nécessité et savoir, par son génie, se créer des ressources qui manquent rarement au chirurgien ingénieux.

COUPS DE FEU AU COU.

Les balles situées dans l'épaisseur du cou, sont fort difficile à extraire, parce que les incisions peuvent devenir dangereuses à cause des nombreux vaisseaux et nerfs qui parcourent cette partie, et il serait bien imprudent d'enlever celle qui, placée sur une artère, empêcherait une hémorragie. Cependant si la balle comprimait le nerf laryngé inférieur, la trachée-artère ou l'œsophage, et qu'elle portât atteinte à la voix, à la parole, à la respiration ou à la déglutition, il faudrait l'extraire sans retard. Quand la balle a pénétré dans la trachée-artère on peut la retirer au moyen de la trachéotomie, ou bien en suspendant le blessé par les pieds, position qui peut le faire tomber par son propre poids.

COUPS DE FEU A LA POITRINE.

Une balle venant frapper obliquement les parois de la poitrine, ou réfléchie par un obstacle, un bouton ou tout autre objet, peut atteindre une côte, filer entre elle et la peau et sortir dans un lieu plus ou moins éloigné de son entrée. Mais si la balle au lieu de sortir, reste en chemin entre la côte et les parties molles, il sera aisé de la reconnaitre à la petite tumeur qu'elle forme, et on l'ôtera facilement au moyen d'une contre-incision, et du doigt introduit dans la plaie ou de la curette.

Quand une balle au lieu d'entrer dans la poitrine, reste enclavée entre deux côtes, il est facile de l'extraire en faisant une incision transversale assez grande pour pouvoir introduire le doigt sous la balle. Dans ces incisions on aura soin d'éviter les artères intercostales et le poumon, et si le doigt ne suffisait pas pour enlever la balle, on se servirait d'un élévatoire, de la curette et même de la pince. On profitera pour cette opération du moment de l'inspiration, et on appliquera fortement la main sur la côte inférieure pour l'empêcher de s'élever. Quelquefois on a beaucoup de peine à retirer ces balles, surtout lorsqu'elles sont enclavées à la partie postérieure des côtes.

Une balle venant frapper le sternum peut rester engagée dans sa substance. Si elle n'est par trop enfoncée on peut la retirer avec un élévatoire, ou avec le tire-fond placé obliquement, si elle offre trop de résistance, mais lorsqu'elle traverse plus de la moitié de son diamètre, le seul moyen à prendre pour l'empêcher de tomber dans la poitrine, est d'appliquer le trépan. On pratiquera encore cette opération, si l'on est certain que la balle, ayant traversé le sternum, est tombée dans le médiastin.

Si une balle a pénétré dans le poumon et s'y est égarée, il n'est pas prudent d'aller la chercher, à moins que le lobe qui la renferme ne soit adhérent à la plèvre et ne permette de la découvrir. Alors après avoir agrandi l'ouverture extérieure, on cherche à la saisir, soit avec la curette, soit avec les pincettes.

Quand la balle a passé dans la cavité de la poitrine, on ferait de vains efforts pour la trouver, la situation seule, en la faisant, par son poids, tomber du côté de la plaie, offrirait quelques chances de succès ; mais si elle était située assez près des téguments pour que l'on puisse la sentir, on parviendrait peut-être à l'extraire par une contre-ouverture. Au reste, ici encore, on a vu des balles séjourner fort longtemps dans la poitrine sans causer d'accident.

Si une pointe d'épée, de sabre, de couteau ayant pénétré dans la poitrine, se casse entre deux côtes où elle est fortement enchassée, on l'en retirera avec de fortes pinces ; mais si elle est tellement enfoncée qu'on ne peut la saisir au dehors, il faut à l'exemple de Gérard, la pousser de dedans en dehors avec le doigt armé d'un fort dé à coudre. Il va sans dire qu'une incision aura été faite au préalable sous la côte inférieure pour y introduire le doigt.

COUPS DE FEU A L'ABDOMEN.

Il n'est pas difficile d'extraire une balle logée dans les muscles du bas-ventre ; agrandir la plaie par des débridements convenables, ou une contre-incision sur la balle si elle a filé dans les muscles ou sous la peau, suffisent pour pouvoir la saisir avec les pinces ou le doigt. Mais si la balle a pénétré dans l'abdomen et qu'elle s'y soit perdue, il est superflu et même dangereux de vouloir l'y chercher, et il est beaucoup plus sage de l'abandonner; d'ailleurs sa présence ne fait courir aucun danger au blessé, et on en voit tous les jours qui en portent depuis longtemps sans incommodité.

Si une balle s'était arrêtée à la partie convexe du foie, il faudrait inciser largement, et lorsque l'on pourrait la toucher avec le doigt ou la sonde, l'enlever avec la pincette. Si elle avait pénétré dans l'estomac, on ne devrait pas s'amuser à la chercher, mais on l'abandonnerait, car tôt ou tard, elle sortirait par les selles. Mais lorsqu'une balle a blessé la vessie et qu'elle s'y est logée, il serait de la plus grande imprudence de l'y laisser. On devra de suite introduire une sonde pour faciliter l'écoulement de l'urine, en même temps que l'on reconnaîtra la position de la balle. Le doigt introduit dans l'anus facilitera cette recherche. Si la plaie se trouve aux environs du pubis, c'est par cette ouverture agrandie qu'on ira chercher la balle au moyen des pincettes ou de tenettes. Si au contraire la plaie était trop éloignée de la vessie, il vaudrait mieux faire une incision au périnée, comme dans la taille latérale, pour aller la chercher comme on le ferait pour un calcul. On se conduirait de la même manière si la balle s'était logée dans le petit bassin, ou dans les environs du rectum.

Si une balle venait frapper l'os des iles et s'y arrêter, on ne se servirait pas du tire-fond qui pourrait l'enfoncer dans le bassin, mais après avoir agrandi l'ouverture des parties molles, on trépanerait sur la balle pour l'enlever avec l'anneau osseux. On emploierait encore le trépan sur l'os des iles, si la balle, après l'avoir traversé, était allée se loger dans le tissu cellulaire, ou dans les muscles psoas et iliaques, et que l'on pût la sentir avec le doigt ou la sonde.

COUPS DE FEU A LA COLONNE VERTÉBRALE.

Dans les coups de feu des vertèbres, la balle peut glisser entre les apophyses, s'enlacer dans leurs nombreux tendons, se mouler sur les parties osseuses, s'enchasser dans les os les moins compacts, s'hérisser d'aspérités, se diviser et se confondre avec les fragments d'os fracassés. Dans ces cas, il ne faut pas craindre de faire de larges et profondes incisions, ni de couper tous les petits tendons qui s'insèrent aux vertèbres, et s'attendre à bien des difficultés pour l'extraction de ces balles. Mais lorsque celles-ci sont à la fin de leur course, qu'elles ne sont pas déformées, et qu'elles sont simplement arrêtées contre la vertèbre, il est facile de l'ôter avec les pincettes.

Si une balle a encore assez de force pour s'enclaver entre les apophyses, on peut la dégager avec un élévatoire, ou avec le tire-fond si elle tient trop. Si elle se trouve pincée entre les apophyses épineuses, on commence par détruire leurs attaches réciproques, on fait courber en avant le corps du blessé pour les écarter, et ensuite on dégage la balle avec un levier.

Lorsqu'une balle est fixée dans le corps de la vertèbre, il faut se hâter de l'extraire, mettre tout en œuvre pour y parvenir, et bien se garder d'attendre la suppuration pour l'ébranler. On se servira donc, après les incisions nécessaires, du trépan exfoliatif, du poinçon, des leviers, du tire-fond et même d'une vrille. On mettra enfin en usage tout ce que le génie du chirurgien lui suggérera pour l'extraction de la balle, ou de tout autre corps étranger qui, par sa présence et la compression qu'il peut exercer sur la moelle épinière, peut causer la paralysie.

COUPS DE FEU AUX MEMBRES.

Quand une balle est renfermée dans les muscles externes de l'omoplate, il n'est pas difficile de l'extraire par de simples incisions qui permettent au doigt ou à la pincette de la saisir. Mais si en traversant l'omoplate elle s'est arrêtée dans les chairs que cet os recouvre, on éprouve plus de difficultés, et il est quelquefois fort difficile de la découvrir. Cependant on ne doit pas abandonner le corps étranger, car outre la gêne qu'il occasionnerait, il pourrait donner lieu à des dépôts dont le pus ferait de grands ravages dans les muscles du dos, et pourrait produire la gangrène et même la mort.

Ainsi lorsqu'une balle est placée dans cette circonstance, il ne faut pas craindre de faire de larges incisions et de les multiplier aux environs de la fracture, et si celle-ci se trouvait trop étroite pour admettre le doigt ou des instruments, il faudrait l'élargir en ôtant les esquilles, en élargissant l'ouverture avec des tenailles incisives, ou mieux, avec une couronne de trépan appliquée tout à côté. Si la balle se présente on la saisira avec des pinces ; mais si elle est enfoncée et cachée, des mouvements de l'épaule, en écartant l'omoplate du tronc, peuvent la faire découvrir et en faciliter l'extraction. Dans le cas où malgré toutes les recherches, on ne parviendrait pas à trouver la balle, il faudrait bien se décider à la laisser ; mais alors on ferait une large incision à l'angle inférieur de l'omoplate, soit pour en favoriser la sortie, soit pour l'évacuation du pus en cas de dépôt.

Si la balle au lieu de s'arrêter dans le muscle sous scapulaire, brisait les côtes et pénétrait dans la poitrine, il faudrait encore de larges ouvertures pour extraire les esquilles et pour empêcher l'emphysème. La contre-ouverture à l'angle de l'omoplate, serait aussi d'une grande utilité.

Nous allons maintenant passer aux blessures par armes à feu sur les membres proprement dits, et pour ne pas revenir sur ce que nous avons expliqué en parlant des généralités de ces plaies, nous n'envisagerons ici que ce qu'il y a de plus remarquable dans l'extraction des balles ou des autres corps étrangers dans ces parties, en ayant soin de faire ressortir ce qu'il y a de plus essentiel.

Dans ce genre de blessures il ne faut pas craindre de couper pour aller à la recherche des balles, et dut-on couper un muscle en travers, encore vaut-il mieux le faire, que de laisser à la suppuration le soin de l'expulsion des corps étrangers.

Quand une balle est enfoncée au loin dans les chairs de la fesse ou de la cuisse, il faut faire de larges et profondes incisions, redresser le canal fait par la balle lorsqu'il est tortueux, et se servir ensuite du tribulcon pour l'extraction de la balle. C'est dans les blessures de la cuisse, de la jambe et de l'avant-bras qu'il faut surtout faire en tous sens des incisions aux fortes aponévroses qui les enveloppent, car souvent sous elles on rencontre les corps étrangers, et puis ces incisions contribuent pour beaucoup à empêcher les accidents consécutifs.

Si une balle ayant écarté deux tendons et ayant passé entre de manière à ce qu'elle soit cachée par eux et que l'on ne puisse l'extraire, il ne faudrait pas balancer à les couper tous deux, à moins que la section d'un seul fût suffisante pour pratiquer l'extraction ; dans ce cas on choisirait le plus endommagé des deux.

Quand des éclats de bombe, d'obus, des biscayens, des balles de gros calibre, ou même une balle ordinaire, auront fait aux membres une blessure plus ou moins profonde et que l'on soupçonne l'ouverture d'une artére essentielle, il faudra avoir le soin, avant de faire l'extraction, de faire la compression sur le tronc principal, ou d'en faire la ligature.

Si une balle vient frapper le milieu d'un os long, et qu'elle s'y enchasse, ce qui est plus commun dans le péroné, le radius et le cubitus, qu'au fémur, au tibia et à l'humérus, il faudra l'extraire au plus tôt, soit en employant le tire-fond, si elle tient peu, soit en appliquant le trépan si elle est enfoncée. S'il y a fracture et qu'elle ne soit pas fort considérable, il suffit de dilater la plaie, d'extraire les corps étrangers, de réduire la fracture et de faciliter l'écoulement de la suppuration. Pour cela il faudra quelquefois mettre en usage le séton, qui non seulement facilitera l'écoulement du pus, mais offrira une issue libre aux esquilles s'il y en avait. Ce séton ne devra être employé qu'avec précaution, car s'il touchait trop les pointes osseuses, il pourrait occasionner des accidents fâcheux, et il deviendrait nuisible s'il y avait fracas aux os.

Les plaies énormes faites par un boulet qui vient frapper le milieu d'un membre, avec destruction des parties molles et des os, ne laissent d'autre ressource que l'amputation qui devra être faite sur le champ.

Quand les os du carpe ou du tarse sont frappés par une balle, le plus souvent elle s'y enchasse et pour l'en retirer, il est indispensable de faire de suite les fouilles nécessaires. Lorsque la balle n'est pas trop enfoncée, on peut l'ôter avec un élévatoire ou le tire-fond, mais si elle a pénétré assez avant dans l'os spongieux, il faut se servir du trépan.

Les coups de feu aux articulations sont toujours plus fâcheux que dans la continuité des membres. Lorsque la balle ou les autres corps étrangers ont pénétré dans une articulation sans avoir fracturé les os, il faut de suite la rechercher et l'extraire. Ainsi après avoir fait les incisions convenables pour agrandir la plaie, et le doigt étant introduit dans celle-ci, on retirera facilement la balle, soit avec la curette, ou plutôt avec la pincette Percy. Mais lorsque la balle est cachée, qu'elle est serrée par les os, étranglée par les ligaments, il n'est pas toujours facile de la trouver, et encore moins de la retirer. Dans ce cas, on fera faire au membre des mouvements de flexion, d'extension, de circumduction, pour chercher à la déplacer, et saisir le moment où elle se présente pour l'extraire au plus vite. Quand la balle en pénétrant dans l'articulation, fracture les os avec fracas, il serait inutile de tenter des moyens de réduction, l'amputation seule peut remédier à de tels désordres.

Lorsqu'un boulet, un obus, un éclat de bombe, un biscayen, a frappé un membre, de telle manière que les os ont été fracassés, que les parties molles sont mâchées, contuses, déchirées, que les artères sont ouvertes sans possibilité d'en faire la ligature, que l'extrémité d'un membre est comme broyé, l'amputation est absolument nécessaire.

Si un boulet ou tout autre gros projectile frappe un membre de manière à l'emporter tout-à-fait, ou que ce membre ne tienne plus que par des lambeaux de chairs, il ne faut pas songer à la guérison d'une plaie de cette nature, dont les chairs contuses sont comme broyées, offrent des bords inégaux, et dont les os brisés ne présentent que des aspérités qui s'opposeraient à la cicatrisation. Ici encore, il faut recourir à l'amputation, seul moyen qui puisse sauver le malade.

Les amputations doivent être pratiquées de suite, sur le champ de bataille, et l'état de trouble, de stupeur, dans lequel le blessé se trouve par l'effet de la blessure, loin d'être une contre-indication de l'amputation, la favorise au contraire, et empêche le malade de sentir une partie des douleurs de l'opération. D'un autre côté, si on ne fait pas l'amputation dans le moment même de la blessure, on expose le blessé, traîné souvent sur de mauvaises voitures, aux cahos nombreux qui contribueront à irriter la plaie, à enflammer les parties et à produire une foule d'accidents ordinairement funestes. Ainsi donc, hors des cas rares, l'amputation sur le champ sera préféré à l'amputation tardive.

Je m'arrêterai ici sur ce que j'ai à dire des blessures faites par armes à feu. Il n'entre pas dans mon plan de parler du traitemement consécutif que réclament ces blessures ; je ne considère nos élèves, nos jeunes chirurgiens que sur le champ de bataille, je ne veux, je le répète que les mettre à même de secourir promptement et sûrement nos blessés, que bien leur inculquer ce qu'ils auront à faire pour être près de leurs chefs, dés aides intelligents et sûrs. Je ne veux donc leur parler que sur le champ de bataille ; et n'ai point la prétention de vouloir leur enseigner ce qu'ils apprendront bien mieux qu'avec un manuel, lorsque dans les hôpitaux, ils seront guidés et instruits par des hommes éclairés, qui mettront sous leurs yeux, et la théorie et la pratique du traitement consécutif des plaies d'armes à feu et de leurs fréquents et redoutables accidents.

DES BRULURES.

La brûlure est un accident qui arrive encore assez souvent en campagne, soit qu'elle résulte du contact des flammes provenant d'un incendie, soit qu'elle ait pour cause l'explosion d'une giberne ou d'un caisson chargé de poudre, et quelquefois d'un magasin à poudre.

Ces brûlures sont toujours très-étendues et profondes, et comme nous ne faisons pas ici de la théorie, mais que nous ne voulons au contraire que de la pratique, nous ne nous arrêterons pas aux distinctions des brûlures en deux, trois ou six degrés, et nous nous bornerons simplement à indiquer la conduite que le chirurgien devra tenir en pareils cas.

Si la brûlure est partielle, si elle n'est pas très-étendue, qu'elle soit peu profonde et accompagnée de phlyctènes, il faut bien se garder d'enlever ces dernières, car en mettant le derme à nu, on occasionnerait de violentes douleurs et on favoriserait la suppuration. On se contentera donc de passer plusieurs fils à travers ces phlyctènes pour évacuer la sérosité et on appliquera sur toute la surface brûlée des compresses trempées dans de l'eau froide, de l'eau de Goulard, ou eau végéto-minérale, et on fera continuer longtemps ces applications froides.

La brûlure occasionnée par la poudre à canon, offre ordinairement un aspect noir qui pourrait faire croire que la brûlure est plus grave, ce qui n'arrive pas ordinairement. Mais, ce qui a lieu le plus souvent, c'est l'incrustation de grains de poudre dans le tissu de la peau qui reste ainsi tachée d'une manière indélébile, si l'on n'a le soin d'enlever ces grains avec la pointe d'une aiguille, surtout si ces taches sont au visage.

Lorsque la brûlure est portée à un degré plus élevé, que le tissu de la peau et même la couche de muscles sont comme carbonisées, recouvertes d'une escarre plus ou moins étendue, il faut se borner encore, dans les premiers moments, aux applications d'eau froide sur toute la partie et à fendre les escarres assez profondément pour faciliter la suppuration qui devra arriver plus tard.

Quand la brûlure arrive aux membres et qu'elle est tellement profonde que les parties molles et osseuses sont détruites, on conçoit qu'il n'y a d'autre moyen à employer que l'amputation du membre faite le plus tôt possible. Mais si une brûlure aussi grave arrivait au tronc, il faudrait bien s'attendre à voir périr le malade qui ne peut résister longtemps à tant de désordres. L'eau froide, l'eau acidulée, est encore ici un moyen de calmer ses douleurs lorsqu'il en a encore la conscience.

Si la brûlure a lieu sur des parties où se trouvent des ouvertures naturelles, comme les paupières, les narines, la bouche, l'urètre, la vulve, l'anus, il faut avoir le soin d'interposer un corps gras entre les parties qui tendraient à se réunir. On écarte souvent les paupières pour les graisser ; on met dans les narines, dans l'urètre, des bouts de sonde ou de plume pour les tenir écartées ; enfin, on doit prendre tous les moyens pour empêcher que ces ouvertures s'oblitèrent, et ces moyens devront être continués longtemps, car c'est surtout pendant la cicatrisation des ulcères, suite de brûlures, que ces agglutinations peuvent se faire.

Dans les brûlures des mains, des pieds, il faut interposer entre chaque doigt des compresses simples enduites d'un corps gras, pour empêcher leur agglutination, et avoir la précaution, surtout, de mettre la main brûlée sur une palette de peur que les doigts ne se fléchissent et ne prennent pour toujours une direction vicieuse. Cette précaution que j'indique pour les doigts comme pour les orteils, doit être prise aussi lorsque des brûlures profondes auront envahi des parties très-mobiles, des articulations. Ainsi, dans une brûlure du devant du cou, on fera porter la tête en arrière pour s'opposer à la flexion en avant par la rétraction de la peau. A l'avant-bras, on tiendra le membre étendu, si la brûlure est en avant, et demi-fléchi, si elle est au coude. A l'aine, au genou, on donnera la position qui conviendra le mieux pour empêcher la tendance qu'a la peau à se plisser, à se rapprocher et à occasionner des directions vicieuses des parties.

C'est un point qu'il ne faut pas perdre de vue dans toutes les grandes brûlures, que contrairement à toutes les autres plaies, la cicatrice ici ne doit pas se faire de la circonférence au centre, et en quelque sorte aux dépends de la peau qui s'étend et diminue l'étendue de la cicatrice. Si dans les brûlures on laisse cette cicatrice se former ainsi, il en résulte un raccourcissement, des brides, des plis de toute sorte à la peau qui font prendre aux parties des directions vicieuses. Ainsi, il faut, pour empêcher ces déviations, forcer la cicatrice de se faire plutôt du centre à la circonférence et retenir la peau en arrière de la surface brûlée par des emplâtres agglutinatifs qui la tirent en dehors. Il va sans dire que la partie sera mise dans une position favorable pour empêcher toute cicatrisation anormale avec les parties voisines et éviter les difformités.

Le traitement général des brûlures doit être essentiellement anti-phlogistique et propre à combattre toutes les phlegmasies internes et externes qui peuvent se montrer, même dans les brûlures les plus simples. Les saignées plus ou moins abondantes, l'émitique à hautes doses, le calomel, la crême de tartre, la limonade minérale, seront employés en même temps que les réfrigérants, les calmants à l'extérieur, et lorsque la plaie devra suppurer, on la conduira comme les plaies qui suppurent, toujours en faisant attention à la formation de la cicatrice.

Je ne parlerai pas du coton et des différentes manières de l'employer; des chlorures, de l'alcool pur, de l'éther, en aspersion, ni des différents liniments avec le sulfate de fer, le sulfate d'alumine, l'eau de chaux unie à l'huile de lin, etc., etc., moyens qui tous ont leurs avantages, mais que l'on ne peut employer sur le champ de bataille, ni dans les ambulances de première ligne, où l'on devra se borner aux premiers secours qui sont surtout l'eau froide pure ou vinaigrée.

DES ENTORSES.

L'entorse est le plus souvent produite par un mouvement violent dans lequel une articulation a été forcée, et pendant lequel les os qui la composent ont éprouvé un déplacement subit et incomplet qui se réduit aussitôt et spontanément. Presque toujours, dans ce cas, les ligaments articulaires sont violemment tendus et quelquefois rompus.

Les articulations gynglinoïdales, comme au poignet, au coude, au genou, au pied, sont celles qui sont le plus sujettes aux entorses, mais la plus fréquente de toutes est celle du pied, qui, plus que toutes les autres parties, est sujet à des efforts considérables et fréquents.

Les accidents qui acccompagnent ordinairement les entorses, sont la douleur et le gonflement, et le plus souvent, l'échymose, suite de la rupture des petits vaisseaux et de l'infiltration du sang dans le tissu cellulaire. De suite, après l'accident, les mouvements de la partie malade sont encore à peu près libres, mais bientôt le gonflement survient, l'articulation perd son jeu, et si l'on veut imprimer des mouvements au membre, la douleur devient plus vive et l'on augmente le mal.

Quand l'entorse est légère, elle guérit facilement par des moyens fort simples et surtout par le repos ; mais si elle est forte, que les ligaments aient été fortement distendus et même rompus, les accidents qui surviennent sont beaucoup plus considérables, demandent une médication très-active ; la maladie dure longtemps, la partie conserve une faiblesse qui la rend susceptible du même accident, et souvent elle conserve une raideur qui peut durer un temps considérable et même toute la vie.

Il peut même arriver que par un traitement mal dirigé et surtout par l'indocilité du malade, il se forme des abcès dans l'articulation, que les os spongieux qui la composent s'altèrent ou se carient, et que l'amputation devienne la seule ressource par laquelle on peut sauver la vie du malade.

On reconnaît facilement une entorse à la douleur plus ou moins vive de l'articulation, à l'absence de l'altération dans les rapports naturels des parties, à la liberté des mouvements immédiatement après l'accident, enfin à la douleur et à l'engorgement subit de l'articulation malade.

Si l'on peut se trouver près du blessé peu d'instants après l'accident, la première chose à faire sera de plonger la partie dans l'eau très-froide à laquelle on pourra ajouter quinze à vingt grammes d'acétate de plomb liquide par litre ; ou bien si l'articulation, à cause de sa situation, ne peut être plongée dans l'eau, on y fera des irrigations, des fomentations d'eau très-froide, avec le soin de continuer sans relâche, pendant plusieurs heures de suite, les uns et les autres, car si on les cessait trop tôt, les propriétés sédatives de l'eau froide, se changeraient en une propriété tonique, excitante, qui deviendrait plus nuisible qu'utile. Il est à observer que ce moyen ne conviendrait pas si le malade était disposé à une affection de la poitrine, à l'hémoptysie, ou s'il était dans un état de sueur abondante. Dans ce cas on pourrait remplacer l'eau froide, par un mélange d'alun, de suie de cheminée et de blanc d'œuf, auquel on ajouterait l'opium à haute dose pour le rendre plus sédatif.

Après ces premiers moyens, on enveloppera la partie avec des compresses imbibées dans le même liquide qui aura servi au bain ou aux irrigations, et on les continuera pendant longtemps. Mais si malgré ces premiers soins, ou bien si on n'avait pu les employer de suite, le gonflement inflammatoire survenait, il faudrait saigner le malade, et faire des applications émollientes et narcotiques sur l'entorse, et conseiller une diète sévère et un repos absolu. Les applications de sangsues seront encore fort utiles aux alentours de l'entorse, lorsque l'inflammation ne se dissipera pas. Enfin vers la fin de la maladie, lorsque l'engorgement inflammatoire a cessé, que l'articulation reste empâtée, on emploiera avec avantage les cataplasmes., les fomentations aromatiques, et surtout la compression par un bandage roulé bien fait, et s'étendant du bout du pied jusqu'au genou, ou sur la partie qui sera le siége du mal.

Le massage est encore un moyen qui guérit promptement, dit-on, les entorses. Il consiste à faire avec les deux pouces, dans la direction de la douleur, des frictions d'abord légères, puis de plus en plus fortes à l'entour de l'articulation et dans différents sens, jusqu'à ce que la douleur, qui devient excessive, cesse presque tout-à-coup et permette au malade de marcher, ce qui a lieu après deux ou trois heures de massage, si l'entorse est récente, et de quatre à huit jours si elle est ancienne.

DES LUXATIONS.

La luxation est un changement permanent et plus ou moins étendu dans les rapports naturels des surfaces articulaires des os, le plus ordinairement survenu

BIBLIOTHÈQUE NATIONALE R.F. IMPRIMÉS

7

à l'occasion de violences extérieures. C'est du moins de ces espèces de luxations dont nous allons parler, car les luxations par suite de lésions organiques ne peuvent trouver leur place dans un ouvrage du genre de celui ci.

Les signes des luxations sont surtout dans les changements de la forme, de la longueur, de la direction et des mouvements du membre.

Quant à la forme du membre luxé on s'aperçoit de suite qu'elle est changée dans l'articulation malade. Ainsi on remarque des enfoncements là où il y avait des saillies, tandis que des reliefs, des bosses se montrent où existaient des creux. Le membre est tantôt allongé, tantôt raccourci selon que la luxation a lieu en haut, en bas, en avant, en arrière de l'articulation. La direction du membre est plus ou moins oblique, à cause de l'éloignement de la tête de l'os de l'axe de la cavité qui le recevait. Enfin la mobilité est quelquefois très-marquée dans les luxations latérales des articulations gynglinoïdales, surtout au moment de l'accident, tandis que dans les articulations orbiculaires, les mouvements de rotation, d'extension, d'élévation sont très-bornés et le plus souvent impossibles, exécutés par le malade lui-même, et sont fort douloureux et très-limités si on les opère dans le sens opposé à la luxation.

Pour réduire une luxation, il y a trois manœuvres à opérer : 1.° l'extension ; 2.° la contre-extension ; 3.° la coaptation.

1.º L'extension doit se pratiquer sur la partie inférieure du membre luxé. Elle doit être assez forte pour dégager l'os de la position vicieuse qu'il a prise, et être subordonnée à la puissance des muscles qui entourent le membre. Elle est faite par un ou plusieurs aides qui tirent le membre luxé, d'abord dans la direction du déplacement, et ensuite selon la rectitude naturelle du membre.

2.º La contre-extension est opérée sur la partie du corps qui correspond à la luxation, ou à peu près. Elle est opérée par des aides chargés de fixer et de rendre immobile la partie supérieure à la luxation et de l'empêcher de céder aux efforts de l'extension.

3.º La coaptation est opérée par le chirurgien qui, lorsque l'extension a été suffisante pour ramener la tête de l'os vis-à-vis sa cavité, fait rentrer cette tête à sa place, au moyen d'élévation ou d'abaissement, et quelquefois de répulsion. On juge que l'os est replacé, lorsqu'il rentre brusquement, qu'il fait entendre un bruit sourd et sec, et que les parties ont repris leurs formes naturelles.

Quand la partie luxée est environnée ou entourée de muscles forts qui opposent une trop grande résistance aux efforts de réduction, il ne faut pas porter ces efforts jusqu'à la violence, car on pourrait produire des accidents graves. Il vaut mieux dans ce cas provoquer l'affaiblissement des muscles, par les saignées copieuses, les applications émollientes et narcotiques, et même l'éthérisation ou la chloroformisation qui, en réduisant les forces musculaires, permettront de remédier au déplacement.

On ne doit pas chercher à réduire une luxation quand il existe un gonflement inflammatoire des parties molles qui entourent l'articulation ; on ne doit pas la tenter non plus dans le cas de lésion des artères avec ou sans hémorragie, et dans le cas de fracture simple ou compliquée de l'os luxé. Enfin on s'abstiendra de toute tentative de réduction, quand la luxation sera accompagnée de la lésion profonde des téguments, des tendons, des muscles et des surfaces articulaires, car dans ce cas il devient indispensable de pratiquer l'amputation.

Quand la réduction de la luxation est opérée, il faut la maintenir avec un bandage convenable qui s'opposera à un nouveau déplacement. Ensuite s'il arrivait des accidents inflammatoires, on les combattrait par les saignées générales ou locales, par les topiques émollients, la diète, le repos, etc. Enfin lorsqu'après la guérison de la luxation il existe de la gêne dans les mouvements, on y remédie par des frictions huileuses, des bains, des douches, les mouvements légers et souvent répétés.

LUXATION DE LA MACHOIRE.

Il est facile de reconnaître la luxation de la mâchoire inférieure, à la bouche qui reste béante avec impossibilité de la fermer volontairement. La réduction n'en est pas difficile. Pour y parvenir on porte les pouces enveloppés d'un linge sur les dernières dents mollaires, pendant que les autres doigts embrassent fortement le corps de la mâchoire de chaque côté ; alors on appuie avec force sur toute la partie postérieure de l'os pour porter ses condyles en bas et les dégager de dessous l'apophyse zygomatique et les faire glisser sur l'apophyse transverse du temporal. Pendant cette manœuvre, on relève la partie antérieure du corps de l'os en même temps que l'on repousse en arrière et en haut ses condyles, dont la rentrée dans la cavité glénoïde est annoncée par un petit choc.

Le plus souvent il ne faut aucun bandage pour maintenir la mâchoire, un ou deux jours de repos dans la mastication suffisent par raffermir l'articulation.

LUXATION DE LA CLAVICULE.

La clavicule peut-être luxée, 1.° à son extrémité sternale, 2.° à son extrémité acromiale.

1.° La luxation des claviculo-sternale peut se faire en avant, en haut ou en arrière, mais celle en avant étant la plus fréquente, c'est d'elle que nous nous occuperons surtout. On la reconnaît à une tumeur formée par la clavicule sur le sternum ; l'épaule est déprimée et semble plus rapprochée de la poitrine, les mouvements du bras sont impossibles, la douleur est assez vive et la tête est penchée du côté de la luxation.

Pour opérer la réduction, il s'agit de porter l'épaule en dehors et en haut, et pour cela, le malade étant assis et fixé par un aide, on fait fléchir l'avant-bras, on embrasse le coude avec la main droite, pendant que la gauche appuyée sur la face interne du bras, le tire fortement en dehors en l'élevant un peu. Pendant ce temps, la main droite tenant le coude, rapproche celui-ci de la poitrine de manière que l'épaule s'en trouve écartée davantage. Par cette manœuvre bien simple l'os luxé reprend facilement sa place dans laquelle il est maintenu par le bandage de Dessaut pour la fracture de la clavicule.

2.º Pour réduire l'extrémité acromiale luxée de la clavicule, il suffit de relever l'épaule et de la diriger en dehors, en agissant sur le bras, puis de presser doucement sur l'extrémité luxée jusqu'à ce qu'elle ne dépasse plus l'acromion.

LUXATION DE LA TÊTE DE L'HUMÉRUS.

Dans la luxation de l'humérus, l'épaule est portée en bas et en avant, le bras est pendant sans pouvoir s'élever; le haut de l'épaule au lieu de former une saillie arrondie, forme une surface comme enfoncée et bornée supérieurement par une crête osseuse proéminente dessinée par l'acromion. On sent, soit dans le creux de l'aisselle; soit en avant, entre les côtes et la cavité glénoïde, sous la clavicule; soit en arrière sous la fosse sous-épineuse de l'omoplate, une tumeur dure, arrondie, constituée par la tête de l'humérus, selon que la luxation a lieu

en bas, en avant ou en arrière. Les mouvements d'élévation et de circumduction sont impossibles.

Pour réduire ces luxations, le malade étant assis sur
un tabouret, on remplit le creux de l'aisselle du côté
du malade avec une pelote de linge assez grosse pour
dépasser les muscles grand pectoral et grand dorsal. On
plie une nappe ou un drap en plusieurs doubles dans la
diagonale et de la largeur de vingt centimètres environ,
on en applique le milieu sur la pelotte, on porte ses
deux extrémités vers l'épaule saine en avant et en arrière
de la poitrine et on les noue fortement. On confie ce
lacs à un nombre suffisant d'aides chargés de faire la
contre-extension, l'extension est faite par un ou plusieurs
aides qui saisissent la main et le poignet garnis ou non
de lacs. Le chirurgien placé du côté de l'épaule luxée
saisit le bras par son milieu et cherche à amener en
dehors et en haut la tête de l'os déplacé, pendant que
les aides chargés de l'extension allongent le membre en
faisant sortir de la place anormale qu'elle s'est faite, la
tête de l'humérus. Alors le chirurgien dirige cette tête
vers la cavité glénoïde en faisant cesser lentement l'extension, en rapprochant le coude de la poitrine, pendant qu'il l'élève et s'en sert comme d'un levier en tenant
la tête de l'os écartée. Sa rentrée dans la cavité est annoncée par un bruit de choc. Fait à fait que l'os se
dirige vers sa place naturelle, on fait diminuer la force
de l'extension, on cesse la contre-extension, et on met
l'avant-bras dans la demi-flexion, appuyé sur le devant

de la poitrine et le bras pendant sur les côtes. On est assuré que la réduction est opérée, par la forme arrondie de l'épaule, par l'absence de la tumeur qui existait et par la liberté des mouvements.

Il y a encore un autre moyen de réduire la luxation de l'humérus, moyen fort simple, qui ne demande ni aides ni appareils, qui n'effraie pas les malades et qui peut mieux s'employer sur le champ de bataille. Ce moyen consiste à faire asseoir le malade sur un tabouret ou tout autre objet, un panier, une caisse, etc. Le chirurgien placé du côté de la luxation, un peu derrière le malade, pose son pied sur le bord du tabouret de manière qu'ayant la jambe fléchie, son genou vienne se placer sous le creux de l'aisselle du côté luxé. Le genou de l'opérateur lui sert de point d'appui ; d'une main il saisit le coude du malade, le porte un peu en arrière en le rapprochant du tronc, et par ce mouvement, force la tête de l'os à remonter et à venir se placer dans la cavité glénoïde ; l'autre main appuyée sur l'épaule, maintient celle-ci et dirige le replacement de l'os.

Une fois la luxation réduite, on fait fléchir le bras sur le devant de la poitrine, on fait le spica de l'épaule si on le juge nécessaire et l'on met une écharpe pour soutenir le bras. On applique sur l'épaule des compresses trempées dans un liquide résolutif et on recommande le repos du bras pendant longtemps.

LUXATION DU COUDE.

On reconnaît la luxation du cubitus sur l'humérus, à une douleur vive et à la difficulté des mouvements, qui cependant se font dans tous les sens et par la moindre impulsion quand il y a une rupture considérable des ligaments. L'avant-bras est plus ou moins fléchi, et ne peut être ni étendu ni fléchi davantage. On sent dans le pli du bras une tumeur formée par l'extrémité inférieure de l'humérus. L'olécrâne est situé au-dessus de la tubérosité externe de l'os du bras et forme une saillie considérable, voilà pour la luxation en arrière.

On a deux ou trois exemples de la luxation en avant, mais comme elle est fort rare, nous n'en parlerons pas.

Dans la luxation latérale interne, l'olécrâne est rapproché de la tubérosité interne de l'humérus qui paraît déprimée, tandis que l'extrémité supérieure du cubitus est isolé et saillante. La tubérosité externe forme un relief en dehors du radius. Les muscles antérieurs et postérieurs du bras sont tendus et dirigent leur extrémité inférieure du côté interne du bras. L'avant-bras et la main sont inclinés en dehors.

La luxation latérale externe se reconnaît a une saillie du radius en dehors avec une dépression au-dessus; à une seconde saillie formée par la tubérosité interne de l'humérus avec une dépression au-dessous; l'olécrâne est plus rapproché du côté externe de l'articulation, et les attaches des muscles du bras sont dirigés en dehors.

Quand la luxation est complète et qu'il n'y a plus aucun rapport entre les surfaces articulaires, les mouvements sont impossibles volontairement, mais ils ont lieu en tous sens par une impulsion extérieure.

Pour réduire la luxation en arrière qui est la plus commune, on fait asseoir le malade, un aide saisit l'épaule pour faire la contre extension, un autre s'empare de la main sur laquelle il fait l'extension dirigée suivant l'axe du membre. Le chirurgien placé au côté externe du membre le saisit de manière à ce que les quatre doigts de chaque main soient placés dans le pli du coude pour fixer l'humérus, et les pouces sur l'olécrâne pour la pousser en bas. Quand par cette manœuvre aidée de l'extension, l'olécrane est revenue au niveau de la fosse qu'elle occupe sur l'humérus, et que l'apophyse coronoïde a dépassé le niveau de l'articulation, on fait cesser lentement les tractions, et on fait fléchir l'avant-bras pour opérer la réduction complète.

Pour réduire les luxations latérales, on fait de même l'extension et la contre-extension, et on presse en sens contraire les extrémités déplacées, puis on fléchit l'avant-bras lorsque la réduction est opérée.

Il n'est pas besoin de dire que des compresses résolutives seront appliquées sur le coude et que le bras sera supporté par une grande écharpe.

LUXATION DE L'EXTRÉMITÉ SUPÉRIEURE DU RADIUS EN ARRIÈRE.

Après un grand mouvement de pronation, l'avant-bras est resté fléchi et dans la pronation avec impossibilité de le ramener dans la supination. La main et les doigts sont dans un état de demi-flexion. Au-dessous et en avant de la petite tête de l'humérus, qui paraît saillante et isolée, est une dépression, tandis qu'en arrière et au-dessous se trouve une tumeur dure formée par la tête du radius.

On réduit cette luxation en faisant faire l'extension et la contre-extension par des aides, tandis que le chirurgien, placé au côté externe du bras, saisit d'une main le poignet, et de l'autre, appliquée sur l'articulation du coude, pousse en bas et en avant la tête du radius, en même temps qu'il porte l'avant-bras dans la supination et qu'il le fait fléchir. On applique ensuite un bandage contentif et une écharpe.

LUXATION DE L'EXTRÉMITÉ SUPÉRIEURE DU RADIUS, EN AVANT.

Les caractères de cette luxation rare sont : la main est portée en dehors, l'avant-bras, faiblement fléchi, est fixe, le radius est dirigé en avant et en dedans. Son extrémité supérieure fait saillie au-devant de l'humérus ; il y a une dépression en arrière au-dessous de la petite tête de l'humérus.

Pour la réduction de cette luxation, on saisit le coude avec les quatre derniers doigts d'une main, pendant que le pouce appuie sur la tête du radius pour la porter en bas et en arrière, en même temps que l'extension et la contre-extension sont opérées par des aides. On maintient ensuite les parties en place par un bandage en huit de chiffre et par une écharpe.

LUXATION DE L'EXTRÉMITÉ INFÉRIEURE DU CUBITUS.

Cette luxation peut avoir lieu dans un mouvement violent de pronation ou de supination combinée avec la flexion ou l'extension forcée de la main. Dans la luxation en arrière, l'avant-bras, la main et les doigts sont fléchis, la main est en pronation, le cubitus fait une saillie derrière le poignet, le diamètre transversal de l'avant-bras est diminué, les tendons sont refoulés vers le bord interne du poignet.

Pour réduire cette luxation, deux aides font l'extension et la contre-extension. L'opérateur saisit le poignet avec les deux mains, les doigts, placés antérieurement, pressent sur la face antérieure du radius, tandis qu'avec les pouces, il pousse en avant la petite tête du cubitus et qu'il fait exécuter le mouvement de supination.

Dans la luxation en avant, la main est en supination, les doigts sont fléchis et la tête du cubitus fait saillie en avant. Le mode de réduction est le même, seulement les efforts des pouces seront dirigés d'avant en arrière et la main sera ramenée en pronation.

LUXATION DU POIGNET.

Dans ces luxations, l'articulation est le siége d'une douleur très-vive, elle a perdu ses mouvements et l'avant-bras ne peut être porté ni dans la supination, ni dans la pronation.

Dans la luxation en avant, la main est dans l'extension forcée, les doigts sont fléchis. A la partie antérieure de l'articulation, on voit une saillie transversale considérable formée par l'extrémité supérieure du carpe, et en arrière se trouve une semblable saillie faite par l'extrémité antérieure de l'avant-bras.

Dans la luxation en arrière, la main est fortement fléchie en devant, les doigts sont un peu fléchis, le carpe fait une saillie au-dessous du radius à la partie postérieure de l'articulation, tandis qu'en avant ce sont les os de l'avant-bras qui forment cette saillie.

Enfin, dans les luxations latérales, la main est fortement inclinée vers le côté cubital de l'avant-bras et fixée dans l'adduction, et le côté externe du carpe est saillant au-dessous de l'extrémité inférieure du radius, si la luxation est en dehors. Quand elle a lieu en dedans, la main est inclinée sur le pouce et le carpe fait une saillie au côté interne du cubitus.

Dans la réduction de cette luxation, il faut, comme dans les autres, faire l'extension en tirant fortement sur le métacarpe, et la contre-extension, en saisissant vigoureusement l'avant-bras demi-fléchi. Alors le chirurgien pousse, avec les deux mains, la convexité du carpe opposé à la luxation, en même temps qu'il fait faire, par l'aide chargé de l'extension, des mouvements à la main pour faciliter la réduction. Celle-ci opérée, on applique sur la main, le poignet et l'avant-bras, une bande, une palette et une écharpe pour soutenir le membre.

Nous ne dirons rien ici des luxations des os du carpe, du métacarpe et des phalanges, parce qu'il est assez rare qu'on les observe ; nous ne parlerons même pas de celle du pouce qui est la plus fréquente, quoique rare encore, et qui est si difficile à réduire, que le plus souvent on est obligé d'y renoncer et de laisser au malade cette légère incommodité. Quant aux os du métacarpe, le premier est seul susceptible de se luxer, ce qui arrive fort rarement. Les phalanges peuvent aussi se luxer en avant ou en arrière, et les moyens de réduction sont si faciles à exécuter, qu'il est inutile de les décrire. Extension, contre-extension et répulsion de la phalange luxée à sa place naturelle, et puis un bandage contentif.

LUXATION DE LA TETE DU FÉMUR.

La luxation de la tête du fémur peut avoir lieu de différentes manières : 1.º en arrière ; celle-ci peut se faire encore : **A** en haut et en dehors, ou luxation iliaque ; **B** en arrière et en bas, ou luxation sacro-sciatique ; 2.º en avant, qui peut s'effectuer : **C** en avant et en bas, ou luxation sous-pubienne; D en avant et en haut, ou luxation sus-pubienne.

1.º LUXATION EN ARRIÈRE.

A *en haut et en dehors* ou *iliaque*. Dans cette luxation, le membre est raccourci de quatre à six centimètres et se trouve fixé dans l'adduction et la rotation en dedans. La fesse est déformée, sa saillie est plus en arrière, son pli est plus élevé. Le trochanter est incliné en devant et plus rapproché de la crête et de l'épine de l'os des iles que dans l'état naturel; les malléoles et le genou sont plus élevés que du côté sain; le gros orteil répond au tarse du pied opposé. La distance entre le grand trochanter et la malléole n'a pas variée. Les mouvements d'adduction et de rotation en dedans se font facilement, mais si on veut porter la cuisse en dehors, on n'a pour résultat que de violentes douleurs.

B *en arrière et en bas* ou *sacro-iliaque*. Dans cette luxation, la tête du fémur va se placer contre l'échancrure sciatique. Le membre est raccourci d'un centimètre et demi; la cuisse est un peu fléchie sur le bassin, tout le membre et le pied sont tournés dans la rotation en dedans; le grand trochanter, situé en arrière de la cavité cotyloïde, est un peu tourné en avant. On ne peut pas sentir la tête du fémur. Les mouvements imprimés en dedans sont possibles, mais on ne peut pas les exécuter en dehors.

2.º LUXATIONS EN AVANT.

C , *luxation en avant et en bas* ou *sous-pubienne*. On la reconnaît aux signes suivants : le membre est porté en dehors et ne peut être rapproché de celui du côté opposé. Quand le malade est couché, ce membre repose sur le côté externe. La jambe est fléchie, la tête du fémur repose dans la fosse obturatrice ; le membre est allongé, la malléole interne est tournée en avant, le tendon d'achile en dedans. La tête du fémur forme une tumeur dure à la partie supérieure et interne de la cuisse ; il y a une dépression sous le milieu du ligament de Poupart ; le pli de la fesse présente un angle obtus. Les muscles adducteurs sont tendus, il y a impossibilité d'opérer l'adduction et la rotation en dedans, souvent le tronc est fléchi.

D , *en avant et en haut* ou *sus-pubienne*. Les signes de cette luxation sont : une violente douleur dans l'articulation coxo-fémorale ; le membre est écarté de celui du côté opposé, il y a un raccourcissement de trois à quatre centimètres, et il est tourné dans la rotation en dehors. La cuisse, étendue, ne peut être fléchie ni être tournée en dedans sans de violentes douleurs.

Le grand trochanter, situé plus haut et plus en devant que dans l'état naturel, se trouve presque dans la direction d'une ligne verticale partant de l'épine antérieure et supérieure de l'os des iles. On trouve dans l'aine, là où se fait sentir une vive douleur, une tumeur dure, arrondie, formée par la tête du fémur ; en dedans de cette tumeur, on sent les battements de l'artère fémorale. La fesse est plus applatie et la ligne courbe qui la sépare de la cuisse est située plus haut.

Pour réduire les luxations du fémur, après s'être bien assuré du genre de la luxation, on fait coucher le malade sur une table ou sur un lit bien fixé et dur, puis on dispose les lacs à extension et à contre-extension. Celui-ci est fait avec un drap plié en cravate, large à peu près de dix centimètres, et placé par sa partie moyenne dans le pli de la cuisse du côté sain, après avoir eu le soin de garnir le pli de l'aine avec des corps mous pour le préserver des trop fortes compressions ; les extrémités du drap seront passées en devant et derrière le tronc et amenées au-dessus de l'épaule du même côté pour être fortement nouées et confiées à plusieurs aides vigoureux. Le lacs à extension sera aussi une nappe ou une forte pièce de linge fixée par son milieu au-dessus des malléoles par plusieurs tours de bande, et les bouts dirigés vers le talon seront noués solidement et confiés à d'autres aides. Enfin, un troisième lacs formé d'une serviette ou d'une nappe pliée en cravate sera appliqué par son milieu sur la fosse iliaque externe du côté de la luxation, et les deux bouts passant en devant et en arrière du bassin, viendront se joindre en travers du corps au côté opposé, seront fortement noués et confiés à d'autres aides. Ce lacs a pour office d'empêcher le bassin de s'incliner dans le sens de l'extension.

8

Après avoir disposé les puissances extensives et contre-extensives, avoir fait coucher le malade sur le côté sain, et s'être placé en dehors du membre, on commande aux aides de tirer uniformément, sans secousse et dans la direction de la luxation. Supposons que nous avons affaire ici à une luxation en haut et en dehors, les aides tireront en dedans, dans la direction d'une ligne qui croiserait l'autre membre ; ils tireront long-temps, graduellement et de manière à fatiguer les muscles. Lorsque le chirurgien sent la tête fémorale prés de la cavité cotyloïde, il embrasse le genou avec le bras comme pour le mettre sous son aisselle, et porte fortement la cuisse en dehors. Les aides obéissent à ce mouvement tout en abaissant l'extrémité inférieure de la jambe. Le chirurgien pousse alors, avec sa main libre, la tête fémorale en avant pour la faire rentrer dans la cavité cotyloïde.

Si la luxation a lieu dans l'échancrure sacro-seya-tique, l'extension se fait de la même manière, mais le chirurgien souléve avec ses mains, la partie supérieure de la cuisse, de manière à ramener la tête de l'os au devant du bord supérieur de la cavité cotyloïde der-riére laquelle elle se trouve.

Pour les luxations sous-pubiennes, les aides tirent d'abord dans le sens de l'abduction, ou de dedans en de-hors, et exécutent le mouvement de rotation en dedans, puis le chirurgien souléve l'extrémité supérieure de la cuisse et dirige la tête du fémur dans la cavité cotyloïde.

Dans la luxation sus-pubienne, le malade doit être couché sur le dos, les aides font l'extension parallèlement à l'axe du corps, et pendant que le chirurgien pousse la tête du fémur de haut en bas pour la diriger vers sa place naturelle, les aides portant la cuisse en arrière afin de faciliter la descente de la tête fémorale qui, sans cette précaution, resterait accrochée sur le pubis.

Quand la luxation du fémur est réduite, il faut porter le malade dans son lit, couché sur le dos, les cuisses assujetties l'une contre l'autre et maintenues dans la demi-flexion par des coussins placés sous les jarrets.

LUXATIONS DE LA ROTULE.

Les luxations de la rotule sont rares, elles sont ordinairement le résultat de chocs extérieurs et peuvent avoir lieu en dehors ou en dedans.

Luxation en dehors. C'est la plus commune. La jambe reste étendue, et si on veut la fléchir on occasionne de fortes douleurs. La face antérieure de la rotule est inclinée en dedans, son bord externe fait saillie en devant, son bord interne est enfoncé dans les parties molles. Le ligament inférieur est soulevé par le bord externe, une élévation se remarque au-dessus de la rotule. Le genou présente à sa partie antérieure, une surface oblique inclinée en dedans ; à sa partie interne une convexité très-marquée correspondant à la portion interne de la poulie articulaire du fémur, en dehors un applatissement borné en devant par un bord très-saillant. Voilà pour la luxation incomplète.

Dans les luxations complètes, la rotule est placée au côté externe du genou, au-devant de la tubérosité du condyle externe du fémur, et en dedans on trouve une dépression au fond de laquelle on sent la poulie articulaire.

Luxation en dedans. Elle présente les mêmes caractères que la précédente, mais en sens inverse. La principale saillie est formée par le bord interne de la rotule, et la seconde saillie est formée par le condyle externe.

Quand la rotule est placée de champ, on voit une saillie beaucoup plus considérable d'un de ses bords, et on sent le rebord de chaque condyle.

Quand la rotule est jetée complétement sur l'un des côtés du genou, on sent également les rebords des condyles, mais on sent aussi, dans le milieu, un enfoncement formé par la poulie articulaire.

Pour réduire la rotule luxée, on fait étendre la jambe et fléchir la cuisse sur le bassin, des aides maintiennent le membre dans cette position, pendant que le chirurgien presse sur le bord saillant de la rotule et la pousse dans le sens inverse à la luxation. Mais quand la luxation est complète, il faut ramener l'os au niveau de la partie antérieure des condyles et le renverser dans sa poulie articulaire.

Il peut arriver que le chirurgien soit seul près d'un malade ayant une luxation de la rotule, et s'il ne peut

trouver d'aides, il pourra cependant la réduire en met--
tant sur son épaule la jambe malade, et en agissant
avec ses mains libres, comme s'il avait eu des aides.

LUXATIONS DE LA JAMBE.

Les luxations du tibia peuvent être incomplètes ou
complètes, et peuvent avoir lieu en avant, en arrière,
en dehors ou en dedans.

Luxation incomplète en avant. Le tibia se porte
à la partie antérieure des condyles du fémur, et la rotule
est couchée transversalement au-dessus des surfaces ar--
ticulaires du tibia, son ligament inférieur est très-tendu,
tandis que le supérieur est relâché et mou. La jambe
ne peut être fléchie. Les condyles du fémur au con--
traire font une saillie considérable en arrière, avec une
forte tension des muscles postérieurs de la jambe. Quel--
quefois on sent les battements de l'artère poplitée.

Luxation incomplète en arrière. Dans cette variété
c'est l'extrémité inférieure du fémur qui vient faire
saillie en avant ayant la rotule couchée en dessous de
sa surface articulaire. Le tibia au contraire est porté
en arrière et fait une forte saillie dans le creux du
jarret.

Luxation complète en avant. Elle montre une saillie
considérable du tibia, surmontée de la rotule. Le tendon
rotulien est fortement tendu ; il y a une dépression profonde à la partie antérieure et supérieure de la cuisse.
Les condyles du fémur proéminent en arrière et sem-

blent descendus ; ils compriment les vaisseaux et les nerfs et on sent souvent les battements de l'artère. **La** totalité du membre a quelquefois dix ou douze centimètres de raccourcissement, la jambe est tendue et paraît de la même longueur en avant, tandis qu'en arrière elle paraît plus courte et la cuisse plus longue.

Luxation complète en arrière. Ici le tibia fait une forte saillie en arrière avec une profonde dépression au-dessus. En avant c'est le fémur qui fait la saillie qui se trouve au-dessus de la dépression dans laquelle on sent la rotule qui a sa face antérieure tournée en bas. En arrière la jambe paraît dans toute sa longueur, et en avant elle paraît plus courte parce qu'elle est cachée par l'extrémité inférieure du fémur. Le raccourcissement est ordinairement moindre que dans la luxation en avant.

Luxations latérales. Elles sont toujours incomplètes. Dans la luxation en dedans, le condyle interne du tibia abandonne le condyle interne du fémur et vient se placer en dedans de celui-ci, qui, à son tour, vient s'appuyer sur le condyle externe du tibia, tandis que le condyle fémoral externe fait une saillie en dehors. Ainsi dans cette luxation il y a deux saillies, une formée par le condyle interne du tibia en dedans ; une autre en dehors formée par le condyle externe du fémur. La rotule reste fixe sur le condyle interne.

Dans la luxation en dehors, les parties sont disposées dans le sens inverse, c'est-à-dire que le tibia fait saillie au dehors et le fémur en dedans. La rotule se porte du côté du tibia.

La réduction des luxations du tibia sur le fémur n'est pas difficile. S'il s'agit de la luxation antéro-postérieure, le malade est couché sur une table ou un lit ferme ; des aides font la contre-extension en fixant solidement le bassin, tandis que d'autres aides font l'extension sur le pied. Si la luxation est en avant, les aides dirigent la traction en arrière, et ils porteront au contraire la jambe un peu en avant, en la tirant, si la luxation est en arrière. Quand les parties sont au niveau les unes des autres, le chirurgien les saisit à deux mains et les pousse en sens contraire pour opérer la coaptation qui est annoncée par un bruit de choc.

Dans les luxations latérales, l'extension et la contre-extension sont toujours nécessaires, et le mécanisme de réduction est le même, c'est-à-dire que le chirurgien poussera avec force et en sens contraire, les parties déplacées.

LUXATIONS DU PIED SUR LA JAMBE.

Ces luxations consistent en un changement de rapports entre l'astragale et les os de la jambe. Elles sont ordinairement produites par des chutes sur les pieds et peuvent s'effectuer de quatre manières, savoir : en dedans, en dehors, en avant, en arrière.

Luxation en dedans. Quand par une cause quelconque, le pied a été violemment tourné en dedans, il en résulte, outre la douleur et l'impossibilité de mouvoir le pied, les caractères suivants : le pied est renversé en dedans de manière que sa face inférieure est tournée en dehors et la face dorsale en dedans ; le bord interne est dirigé en bas et l'externe en haut. Au-dessus de la malléole interne, il y une forte saillie formée par l'astragale, dont la face supérieure est portée en dedans.

Luxation en dehors. Ici le contraire a lieu dans la disposition des parties ; le pied est renversé en dehors, la face inférieure est tournée en dedans, la supérieure en dehors. Le bord interne est devenu supérieur et le bord externe est tourné en bas. L'astragale fait une saillie sous la malléole externe, sa face supérieure regarde en dehors. Souvent le péroné est fracturé.

Luxation en arrière. Elle peut avoir lieu dans une chute sur un plan incliné en avant. Elle est caractérisée par l'allongement du talon porté en arrière, par le raccourcissement de la face dorsale du pied, par une saillie sur cette face, formée par l'extrémité inférieure du tibia. Les mouvements du pied sont impossibles, il y a souvent fracture d'une malléole.

Luxation en avant. Dans la luxation en avant, qui du reste est rare, la face dorsale du pied paraît allongée, il y a à sa partie postérieure une forte saillie formée par l'astragale ; le talon, porté en avant, laisse en arrière un creux au-dessous du tibia. Le plus souvent il y a fracture des malléoles.

Quelle que soit la direction des luxations de l'astragale, le mode de réduction est à peu près le même. Le malade est couché horizontalement, la jambe fléchie sur la cuisse et celle-ci dans la demi-flexion sur le bassin. Des aides vigoureux font, l'un, la contre-extension sur la partie inférieure de la cuisse ou supérieure de la jambe; l'autre, chargé de l'extension, saisit fortement le pied et tire avec force dans le sens de la luxation, pendant que le chirurgien, avec ses deux mains, pousse en sens inverse les parties disjointes pour opérer la réduction qui n'est pas toujours facile. Il faut, pendant les manœuvres, fléchir un peu le pied si la luxation en arrière, et l'étendre si elle est en avant.

Après la réduction, il faut appliquer un bandage à fracture et placer le membre dans la demi-flexion. Il n'est pas besoin de dire que le repos doit être sévère.

LUXATION DE L'ASTRAGALE SUR LE SCAPHOÏDE.

Cette luxation a ordinairement lieu à la suite d'une chute d'un lieu élevé, le pied étant pris dans un obstacle qui l'empêche de se dégager. On remarque sur la face dorsale du pied une tumeur dure, arrondie, immobile, tandis que la face plantaire présente au point correspondant à la tumeur, une concavité extraordinaire quand la luxation s'est faite en avant. Mais si elle s'est effectuée en dedans ou en dehors, on voit sur l'un ou sur l'autre côté du pied une saillie produite par la tête de l'astragale. Cette saillie se trouve sous la malléole externe ou interne, et quand on la voit dans le premier sens, ordinairement le péroné est brisé.

La réduction de cette luxation est fort difficile et souvent impossible. Pour la pratiquer, on fera coucher le malade, la cuisse fléchie sur le bassin et la jambe sur la cuisse. On maintiendra cette position fléchie par un linge plié en cravate, passé sous le genou, et dont les chefs seront tenus élevés par des aides. La contre-extension sera faite avec une serviette pliée en cravate, fixée au-dessus des malléoles par une bande, et les chefs confiés à des aides qui tireront sur eux, latéralement et en arrière. L'extension se fera au moyen d'une serviette aussi pliée en cravate, dont le milieu appuiera sur le talon, les deux chefs ramenés sur le dos du pied où ils se croiseront et où ils seront fixés par une bande, en ayant soin de laisser à découvert l'astragale luxé; les chefs de la cravate seront confiés à des aides qui tireront sur eux. L'extension et la contre-extension se feront graduellement, lentement et longtemps. Pour opérer la coaptation, le chirurgien saisit le pied avec les deux mains, de manière à ce que les doigts soient placés sur la face plantaire et les pouces sur la face dorsale. Pendant que les aides font l'extension, avec ses pouces il appuie vigoureusement sur l'astragale pour le faire rentrer à sa place. Si ce moyen ne réussit pas, on continuera l'extension, et le chirurgien, appuyant avec force la face palmaire de son poignet sur l'astragale, le repoussera en arrière et en bas. Si malgré

cela encore la luxation n'était pas réduite, le chirurgien, en faisant continuer l'extension, saisirait d'une
main les orteils, de l'autre il embrasserait l'extrémité
inférieur de la jambe, et les tenant fortement fixés et
tendus, il appuierait son genou sur l'astragale pour le
repousser à sa place.

Si la luxation était latérale, interne ou externe, il
faudrait, pour en faciliter la réduction, la rendre antérieure, car sans cela on ne parviendrait pas à la
réduire.

Mais il arrive que malgré les efforts les mieux dirigés,
on ne peut réduire la luxation, et si l'on persiste à
vouloir employer des manœuvres toujours irritantes,
on s'expose à voir survenir les accidents les plus formidables. Il vaut donc mieux, après une série de tentatives inutiles, abandonner le mal à la nature qui
finira par expulser l'os, devenu corps étranger, ou bien
à laisser au malade une difformité qui ne peut lui être
funeste.

Dans tous les cas, on soumettra le malade à un
régime anti-phlogistique rigoureux et l'on traitera le
mal d'après les accidents qui pourront se montrer.

La rareté des luxations du calcanéum, des os du
métatarse et des orteils, nous les fera passer sous
silence, car ce n'est point un cours de chirurgie que
nous voulons faire ici, mais seulement un court résumé
des accidents les plus fréquents à la guerre, et il serait
inutile d'augmenter sans raison le volume, déjà assez

grand, d'un ouvrage qui n'est destiné qu'à rafraîchir la mémoire.

DES FRACTURES.

On entend par fracture la solution de continuité d'un ou de plusieurs os, produite par une cause extérieure et quelquefois par l'action musculaire qui tend à changer violemment la forme des os.

Dans l'histoire abrégée que nous allons faire des fractures en général, nous ne parlerons pas du tout de leur mécanisme, ni de ce qui a rapport à la formation du cal, soit provisoire, soit définitif; ni des différents moyens mis en usage pour le redressement de la consolidation vicieuse du cal, ni de ce qui a rapport aux articulations contre-nature. Encore une fois, nous nous éloignerions trop de notre sujet qui ne doit traiter que des premiers secours que doivent recevoir les blessés.

Les fractures peuvent être incomplètes ou complètes. Les premières sont celles dans lesquelles une portion du cylindre de l'os seulement a été brisée, tandis que la portion opposée n'est que courbée. Ce genre de fracture est assez rare chez l'adulte, mais il nous offre un assez grand nombre d'exemples chez les enfants dont les os courbés par des violences extérieures sont souvent des fractures incomplètes.

Il y a encore une autre espèce de fracture qui tient le milieu entre la fracture incomplète et la complète. C'est celle dans laquelle le périoste n'a pas été divisé

comme l'os, dans laquelle la fracture reste comme enfermée, et que par cette raison on a nommée fracture
intra-périostale.

Les fractures complètes sont celles où la continuité
de l'os a été rompue en entier. Quand un membre a
deux os, la fracture peut n'en intéresser qu'un seul
ou tous les deux, et elle peut exister dans un seul
point de sa longueur, ou bien présenter plusieurs solu-
tions de continuité, alors la fracture est *composée*.

Dans la fracture composée si l'os est brisé en un grand
nombre de fragments, on la nomme *comminutive*, et les
fragments s'appellent *esquilles*.

Les fractures peuvent exister dans tous les os ; dans
les os plats comme dans les courts ou les longs. Les
os plats y sont peu exposés à cause de leurs fonctions et
de leurs positions, excepté toutefois ceux du crâne ;
les fractures des os courts sont encore plus rares, et
les plus communes étant celles des os longs ou des
membres, sont celles que nous prendrons pour type
dans ce que nous aurons à dire dans ces généralités.

Le plus ordinairement les os se cassent dans le milieu
de leur longueur, mais ils peuvent aussi se fracturer
plus ou moins prés de leurs extrémités, ce qui est beaucoup plus fâcheux, surtout lorsque la fracture est comminutive.

Un os peut être cassé de plusieurs maniéres. Ainsi la
fracture est transversale ou en rave, quand l'os est partagé transversalement à sa longueur ; oblique ou en bec

de flûte, lorsque les fragments ont la forme d'un biseau, et se correspondent par une surface oblique plus ou moins étendue. Elle est comminutive quand, comme nous l'avons dit plus haut, l'os est brisé en esquilles. Enfin la fracture en long peut exister en même temps que la fracture transversale ou oblique, et elle est ordinairement produite par un choc très-violent, le plus souvent par un coup de feu.

Les fragments des os cassés peuvent se déplacer de quatre manières : 1.° le déplacement suivant l'épaisseur se fait dans une fracture en travers ou en rave, lorsque les bouts des fragments glissent l'un sur l'autre ; il est incomplet quand ces derniers se touchent encore par quelques points, et complet lorsqu'ils se sont entièrement abandonnés.

2.° Le déplacement suivant la longueur de l'os se fait ordinairement dans les fractures obliques et toujours du côté où existe l'obliquité. Les deux fragments chevauchent l'un sur l'autre, d'où résulte le raccourcissement du membre ; le raccourcissement peut aussi avoir lieu dans les fractures transversales quand les fragments s'abandonnent.

3.° Dans le déplacement suivant la direction de l'os, les fragments se touchent par un point de la circonférence et s'éloignent par un autre point de manière que le fragment inférieur forme avec le supérieur un angle plus ou moins aigu.

4.° La quatrième espèce de déplacement a lieu suivant la circonférence de l'os, c'est-à-dire qu'elle se fait quand l'un des fragments, et c'est ordinairement l'inférieur, fait un mouvement de rotation, pendant que l'autre reste immobile ou est mue en sens contraire, comme cela arrive souvent dans la fracture du col du fémur.

La fracture est simple quand aucune altération exigeant un traitement particulier ne vient s'y joindre.

Elle est compliquée quand une contusion, une plaie, l'ouverture d'un gros vaisseau, une luxation, etc., viennent l'accompagner. Toutefois, la contusion, qui d'ailleurs existe presque toujours, ne peut être considérée comme une complication, que lorsqu'elle est portée à un haut degré. Quant à la luxation, qui est rare dans les cas de fracture, il faut nécessairement qu'elle s'opère avant la solution de continuité, ou bien en même temps qu'elle, et qu'elle soit produite par la même cause.

Les causes des fractures sont prédisposantes ou déterminantes. Nous ne nous occuperons pas des premières qui sont relatives aux dimensions des os, à leur situation, à leurs usages, à l'âge des sujets, aux maladies auxquelles participe le tissu osseux.

Les causes déterminantes sont les chutes, les coups et l'action musculaire. Elles agissent en allongeant l'os au-delà de son extensibilité naturelle, et en surmontant la force de cohésion de leurs mollécules.

Quand les coups, les chutes, déterminent la fracture

dans le lieu même où l'os est frappé, on la nomme directe ; mais quand ils agissent dans un lieu plus ou moins éloigné, la solution de continuité est alors indirecte ou par contre-coup.

Les signes des fractures sont rationnels ou sensibles. Les premiers, qui sont très-équivoques, sont : la douleur, la difficulté et même l'impossibilité de mouvoir la partie malade.

Les signes sensibles se tirent de tous les changements survenus tout-à-coup dans la conformité du membre, dans sa longueur, dans sa forme, dans sa direction, dans l'écartement ou dans les inégalités que l'on sent lorsque la fracture arrive à un os superficiel ; enfin par la crépitation produite par le frottement des fragments l'un contre l'autre.

La mauvaise conformation ou le raccourcissement se reconnaissent par la vue et le toucher en comparant les membres.

Les inégalités qui résultent du déplacement ou des esquilles se constatent par la simple apposition des doigts sur la partie lorsque l'os est superficiel.

Pour s'assurer si la crépitation existe, on saisit le membre au-dessus et au-dessous de l'endroit présumé cassé et on lui fait faire des mouvements en sens opposé, ou bien si la fracture existe près d'une grande articulation, comme à la cuisse, on fait faire au pied des mouvements de rotation de tout le membre, et il est rare que le bruit de frottement ne se fasse sentir, soit à l'extrémité du membre, soit sous la main, soit même à l'oreille nue ou aidée du stéthoscope.

Cependant il arrive quelquefois que ces signes sont fort obscurs et que le diagnostic des fractures est fort difficile. Cela peut dépendre de ce qu'il n'y a point de déplacement, ou que l'os est entouré par des masses de parties molles, ou bien que le gonflement inflammatoire survenu, s'oppose à la découverte de la fracture.

Le traitement des fractures consiste à réduire les pièces osseuses, si elles sont déplacées, à les contenir dans leur position, à prévenir les complications, ou à les combattre lorsqu'elles existent.

Le premier soin que doit avoir le chirurgien s'il se trouve sur les lieux où le blessé vient d'avoir une fracture, que je suppose exister au corps du fémur, est de le faire transporter dans un lieu où il pourra être pansé convenablement. Pour ce transport, le blessé sera mis sur un brancard avec tous les soins possibles pour ne point donner de secousses au membre fracturé. Le chirurgien lui-même se chargera du membre blessé en appliquant les mains au-dessus et au-dessous de la fracture, pendant que des aides vigoureux porteront le malade, et que l'un de ses aides, en le transportant, fera l'extension du membre en tirant sur le pied. La meilleure position à donner au membre blessé sur le brancard, est la position étendue pour la fracture de la cuisse, et fléchie pour celle de la jambe.

On devra prendre les mêmes précautions pour le transporter du brancard sur le lit où il devra rester, et s'il fallait monter des escaliers, avoir l'attention de porter les pieds en avant pour que le poids du corps ne donne pas de secousses au membre.

Le lit sur lequel le blessé doit être couché, sera dur, ou du moins ne sera pas composé de matelas trop mous qui ne résisteraient pas au poids du corps. On mettra sous le matelas, du côté du membre malade, une planche dans toute la longueur, pour donner au lit un plan plus égal et plus de solidité.

Avant de parler des moyens de réduction, je vais dire un mot sur les différents appareils à fracture, et d'abord examiner les pièces de pansement qui sont propres aux fractures.

1.º Le *drap fanon* est une pièce de linge aussi longue que le membre fracturé et assez large pour en faire deux ou trois fois le tour. C'est dans ce drap que l'on roule les attelles latérales destinées à maintenir le membre.

2.º Les *attelles* sont des morceaux de bois, de carton, de fer-blanc, minces, plus ou moins larges, de longueur variable, destinées à maintenir immobiles les os fracturés ou bien à repousser les portions osseuses dont le niveau dépasse les autres os. Ordinairement les attelles sont droites, arrondies à leurs extrémités et sur leurs bords. Il y en a qui ont à chaque extrémité une échancrure et une mortaise; d'autres sont coudées de différentes manières ou taillées en gouttières. On range, parmi les attelles, de larges pièces de bois mince, taillées d'après la forme de la main et que l'on nomme *palettes;* celles qui sont faites pour le pied, s'appellent *semelles.*

On peut remplacer les attelles par des écorces d'arbres ou tout autre corps résistant, ou bien avec un faisceau de paille solidement serré par une ficelle en spirale. Ce faisceau forme ce qu'on appelle le *fanon.*

3.° Les *coussins* sont de petits sacs de toile, étroits, allongés selon la longueur du membre, et remplis à moitié, à peu près, de balle d'avoine pour qu'ils ne soient pas durs et que l'on puisse leur donner la forme nécessaire. Leur largeur doit être de huit centimètres. Il servent de remplissage pour interposer entre les attelles et les creux que forme le membre dans ses différents points.

Il est d'autres coussins plus grands, plus épais, aussi remplis de balle d'avoine et destinés à être placés au-dessus du membre malade.

4.° Enfin, pour maintenir l'appareil appliqué et celui à bandelettes et à attelles surtout, on se sert de liens faits en rubans de fil fort, assez larges pour ne pas se rouler trop vite en corde et blesser la partie postérieure du membre qui repose sur le lit.

Les appareils les plus usités pour maintenir en place les os fracturés, sont: le bandage roulé, celui à dix-huit chefs, celui à bandelettes séparées ou de Scultet, celui de Pott, celui de l'Hôtel-Dieu.

Le bandage roulé se fait avec une bande assez longue pour entourer le membre depuis son extrémité inférieure jusqu'à la partie supérieure de l'os fracturé, en faisant des doloirs qui se recouvrent mutuellement dans les deux tiers de leur largeur.

Le bandage à dix-huit chefs est peu employé. Il se compose de trois pièces de linge plus larges que la partie du membre fracturé et assez longues pour faire une fois et demie le tour du membre. Elles sont superposées l'une à l'autre et coupées de chaque côté en trois portions chacune. Mais je ne pousserai pas plus loin la description de ce bandage, car il est incommode, ne remplit pas bien le but que l'on se propose et n'est généralement pas employé.

Il n'en est pas de même du bandage à bandelettes séparées ou de Scultet. C'est celui qui convient le mieux dans les fractures des membres inférieurs surtout, et je vais chercher à le décrire avec soin. Je suppose avoir affaire à une fracture oblique de la cuisse droite.

Le bandage se compose de liens, d'un drap fanon, de bandelettes séparées, de compresses longuettes, de compresses carrées, d'attelles, de coussins pour les remplissages, d'un long et épais coussin pour supporter le membre, de bandage de corps, d'une longue piéce de linge pliée en quatre dans sa longueur et large de quatre à cinq centimètres, pour la contre-extension ; de liens pour l'extension, d'une bande et d'une semelle pour soutenir le pied. On le prépare de la maniére suivante :

Le lit étant prêt pour recevoir le blessé, on y pose successivement : 1.º le long coussin rempli de balle d'avoine et arrangé de manière à ce qu'il fasse un plan incliné, dont la grosse extrémité est tournée du côté du pied et l'extrémité la plus mince vienne en mourant sous le membre jusque vers la fesse; 2.º le bandage de corps sera placé en travers à l'endroit du lit où devra reposer le bassin; 3.º sur le coussin et jusque vers le milieu du lit, à l'endroit où doit reposer le bassin, on pose les liens, trois pour la jambe, quatre pour la cuisse; ils doivent être disposés en travers et être assez longs pour faire trois ou quatre fois le tour du membre. Les deux ou trois liens supérieurs seront posés obliquement de dedans en dehors, de manière à ce qu'ils soient dirigés de la partie interne et supérieure de la cuisse, vers le grand trochanter et même l'échancrure iliaque antérieure; 4.º par dessus les liens supérieurs, on met la longue pièce de linge qui doit faire la contre-extension; elle sera aussi longue que l'attelle externe et aussi placée obliquement comme les liens supérieurs; 5.º au-dessus des liens on étendra le drap fanon qui sera aussi long que l'attelle externe et assez large pour faire plusieurs fois le tour de la cuisse. On aura soin de faire à son côté interne un pli supérieur en diagonale jusqu'au milieu de sa largeur, pour que le drap ne monte, en dedans de la cuisse, que jusques à son extrémité supérieure interne; 6.º les bandelettes seront disposées de la manière suivante : d'abord elles auront la largeur de trois à quatre travers de doigt et leur longueur différera selon l'épaisseur du membre, de manière à en faire une fois et demie le tour. Ainsi, celles du bas de la jambe seront courtes et leur longueur augmentera au fur et à mesure que le membre grossira, et de telle manière que les supérieures seront presque aussi longues que le drap fanon. Pour les arranger sur celui-ci, on commencera par la bandelette supérieure dirigée obliquement de dedans en dehors et de bas en haut, en suivant la direction de la pièce de linge destinée à la contre-extension. La seconde bandelette sera placée sur la première, en la recouvrant des deux tiers et en suivant la même direction ; la troisième et les suivantes seront disposées sur les précédentes, comme je viens de le dire, seulement en diminuant l'obliquité en dehors au fur et à mesure que l'on descendra, de manière à ce que les bandelettes supérieures forment un éventail dont les rayons écartés sont en dehors du membre, et le sommet, à sa partie interne, sera formé par le bout de toutes les bandelettes réunies. Arrivé vers le tiers supérieur de la cuisse, les bandelettes seront placées transversalement, toujours se recouvrant des deux tiers, et l'on descendra ainsi jusqu'au pied ; 7.° vers la partie où devra reposer le milieu de la cuisse, où la fracture est supposée, on appliquera les compresses longuettes. Celles-ci seront faites chacune d'une pièce simple de linge, assez longue pour entourer le membre une fois et demie et de la largeur de dix centimètres environ. Elles seront taillées de chaque côté dans le milieu de leur largeur jusque vers le milieu de la longueur. On les superposera aux bandelettes et dans une situation transversale.

Les piéces de linge étant ainsi disposées, il faudra choisir les attelles au nombre de trois. La premiére assez longue pour s'étendre de la crête iliaque au-delà du pied, aura à chaque extrémité une échancrure profonde, et à trois centimètres de celle-ci, une mortaise. La seconde, qui sera l'attelle interne, s'étendra du pli de la cuisse au-delà du pied ; son extrémité supérieure doit être arrondie ; l'inférieur offrira, comme l'attelle externe, une échancrure et une mortaise au-dessus. La troisième attelle, destinée à être placée sur la partie antérieure de la cuisse, doit s'étendre depuis le pli de l'aine ou un peu au-dessous, jusqu'au-dessus du genou. De ses extrémités, la supérieure est arrondie et l'inférieure est échancrée en demi-cercle pour embrasser le genou et ne pas le blesser, ni le comprimer. Cependant cette extrémité peut être arrondie aussi.

Il faut se munir de coussinets pour les remplissages et d'un coussin un peu plus long et plus large que l'attelle antérieure ou fémorale pour le coucher sous celle-ci, et enfin, d'une piéce de linge de la longueur de tout le membre et de sa largeur, pour couvrir tout l'appareil au-dessous des liens noués. Il faut encore une semelle pour soutenir le pied et une bande pour l'extension continuelle.

Maintenant que tout l'appareil est préparé et étendu sur le lit, avant d'y coucher le malade, on roule chaque côté de cet appareil sur les attelles internes et externes, en laissant dans le milieu un espace assez large pour recevoir le membre. On couche le malade bien horizontalement, on déroule l'appareil, on en régularise chaque pièce pour qu'il reçoive exactement le membre fracturé et que les différentes pièces dont il se compose ne soient ni trop hautes, ni trop basses, et on procède à son application.

Les aides font l'extension sur le pied et la contre-extension sur le bassin, et le chirurgien, après s'être assuré que la coaptation est exacte, imbibe tout l'appareil avec une liqueur résolutive, telle que l'eau-de-vie et de l'eau, simplement. Il est nécessaire de dire que l'extension et la contre-extension seront continuées pendant tout le temps de l'application de l'appareil. Nous dirons plus loin, en parlant de cette fracture en particulier, comment cette manœuvre s'opère.

Le chirurgien applique sur le lieu de la fracture une compresse carrée pliée en quatre doubles, puis il la recouvre successivement avec chaque portion de compresse longuette et fendue. Il commence par le lambeau inférieur et externe qu'il applique obliquement de bas en haut et de dehors en dedans; il en replie l'extrémité sous la cuisse, pendant qu'un aide placé au côté opposé du lit et à la partie interne du membre, retient la portion interne de cette compresse et la remet au chirurgien qui la ramène obliquement aussi au côté externe de la cuisse sous laquelle il la replie. Il saisit ensuite le fragment supérieur externe de la compresse, le conduit toujours obliquement au côté interne du membre pour en replier le bout en dessous, reçoit de l'aide le fragment interne avec lequel il recouvre de dedans en dehors le fragment externe, et en replie l'extrémité sous la cuisse. La même manœuvre est exécutée pour la seconde compresse longuette et fendue qui est placée sous la première. Alors, se portant à l'extrémité de la jambe, vers le pied, le chirurgien entoure celui-ci d'une bande qui, appliquée par son milieu au-dessus des malléoles, passe derrière le talon, est ramenée sur la face dorsale du pied et vient se nouer sous la plante. Cette bande est destinée à exercer l'extension continuelle sur les attelles quand le bandage est complètement appliqué.

Pour appliquer les bandelettes, le chirurgien commence par celle qui est le plus près du talon, et avec le chef qui est au côté externe, il en recouvre le dos du pied pendant que l'aide maintient le chef interne pour qu'il ne soit pas entraîné par la traction ; le chirurgien le saisit, le ramène sur le dos du pied en dehors et en croisant obliquement le premier. Il continue ensuite jusqu'au haut de la cuisse en serrant chaque chef des bandelettes modérément et obliquement de bas en haut et de dedans en dehors, pour empêcher les godets et représenter un bandage croisé. L'extrémité de chaque bandelette doit être repliée sous le membre. Arrivé au haut de la cuisse, où l'arrangement des bandelettes sur le drap fanon représente un éventail, il croise les chefs externes de haut en bas et de dehors en dedans pour envelopper le membre jusqu'au-dessus de l'articulation, et replier les chefs, non pas sous la cuisse, comme les précédents, mais, par un renversé, les coucher l'un après l'autre sur la face interne du membre, au fur et à mesure, bien entendu, que chaque chef externe est recouvert lui-même par le chef interne qui monte de dedans en dehors et de bas en haut sur le côté externe de la cuisse, sur laquelle on les replie.

Quand toutes les bandelettes sont appliquées, on fait continuer l'extension, on roule les attelles dans le drap fanon de manière à les appliquer de champ contre les parties externe et interne du membre. L'extrémité supérieure de l'attelle externe dépassera le drap fanon et montera jusqu'à la crête iliaque ; l'extrémité inférieure dépassera le pied de quinze à vingt centimètres et ne sera enfermée dans le drap fanon que jusqu'à la cheville. L'extrémité arrondie de l'attelle interne sera enfermée dans le drap fanon, et l'extrémité inferieure, munie d'une échancrure et d'une mortaise, dépassera le pied comme l'attelle externe. Avant de mettre les remplissages et de serrer les attelles, on passe dans la mortaise et sur l'échancrure supérieure de l'attelle externe, la pièce de linge longue laissée avec les liens, et on noue

fortement ses bouts sur l'échancrure de manière à repousser l'attelle en bas et faire la contre-extension. Avec
la bande que nous avons appliquée en étrier sur le
pied, nous faisons l'extension en passant ses chefs dans
les mortaises inférieures des deux attelles et en les nouant
fortement sur l'échancrure externe en poussant en haut
l'attelle de côté.

Cela fait, on interpose entre chaque attelle roulée
dans le drap fanon et rapprochée sur les parties latérales
du membre, soit les sachets de balle d'avoine, soit
du chanvre, de l'étoupe, ou tout autre corps mou, de
manière à remplir les vides laissés par les inégalités du
membre et à protéger, contre la compression des attelles, les saillies formées par les côtés du genou, les
malléoles, les côtés de la plante du pied. On applique
ensuite sur la partie antérieure de la cuisse, depuis le
pli de l'aine jusqu'au genou, un coussin long et étroit
de balle d'avoine ou tout autre corps mou recouvert
par l'attelle fémorale. Tout le membre est ensuite recouvert par la longue pièce de linge que nous appelle-
rons jambière, et le tout maintenu et serré par les
liens. On commence d'abord par serrer celui du milieu
de la cuisse, au-dessus de la fracture, en ramenant le
chef interne sur le bord supérieur de l'attelle externe
où il est noué avec le chef de ce côté par un nœud et
une rosette simple. On passe ensuite à la jambe, mais
avant d'en serrer les liens, on assujettit la semelle sous
la plante du pied. On ferme ensuite le cordon du mi-

lieu de la jambe, comme on a fait pour la cuisse, après cela on serre le lien inférieur, puis le supérieur de la jambe. On revient à la cuisse serrer le cordon inférieur au-dessus du genou, puis le supérieur, et enfin un quatrième cordon placé à l'extrémité supérieure interne de la cuisse. Celui-ci est fixé sur le bout supérieur de l'attelle interne, avec la longue pièce de linge qui sert à la contre-extension, par de fortes épingles; on le ramène obliquement sur le pli de l'aine au-dessus de la pièce de linge; on le passe dans l'échancrure de l'attelle et on le noue fortement avec le chef externe sur la pièce de linge et sur le côté externe de l'attelle. Ce quatrième lien sert à renforcer la contre-extension. On vérifie ensuite le degré de constriction de chaque lien en particulier pour s'assurer qu'ils serrent uniformément le membre; puis, pour éviter, ou tout au moins diminuer la douleur insupportable que tous les fracturés éprouvent au talon, on place sous celui-ci un bourrelet en creux qui le reçoit et le protége contre la compression du lit. On assujettit la semelle par une bande qui la maintient et dont les chefs, qui se croisent sur le dos du pied, se portent en sens inverse sur les attelles à la hauteur des malléoles, et sont fixés sur les côtés de chaque attelle par des épingles. On rectifie alors la position du membre de manière à ce qu'il soit étendu bien d'aplomb. Il ne reste plus que le bandage de corps que l'on ferme avec des épingles et qui maintient la partie supérieure de l'appareil.

Le même appareil s'emploie pour les fractures de la jambe, seulement les attelles et tout le bandage ne montent que jusqu'au genou, et il n'y a ni échancrures ni mortaises.

Parmi les autres appareils à fractures, sont : 1.º celui de M. Jobert qui consiste en un long coussin de balle d'avoine creusé dans le milieu de sa longueur en une coulisse ou gouttière dans laquelle repose le membre. La contre-extension est faite par une longue pièce de linge pliée en cravate, placée dans l'aine du côté opposé et fixée à la tête du lit. L'extension se fait sur le pied, au moyen d'une bande qui l'embrasse en huit de chiffre et dont les chefs sont fixés au pied du lit ; et pour empêcher les mouvements de latéralité, on entoure le membre d'une ou deux alèzes dont les bouts sont fixés sur le côté du lit. Ces alèzes doivent être suffisamment serrées.

2.º L'*hyponarthécie,* consiste en une planchette de dix à douze centimètres de largeur et plus longue que le membre, sur laquelle est un coussin de balle d'avoine qui reçoit le membre. La contre-extension est faite au moyen d'une cravate qui embrasse la partie supérieure du membre et le fixe à la planchette. L'extension a aussi pour agent une cravate qui embrasse le pied en huit de chiffre, et dont les bouts sont fixés à la partie inférieure de la planchette. Pour empêcher les mouvements latéraux ou remédier aux déplacements, d'autres cravates entourent le membre en travers, le tirant à droite ou à gauche selon le déplacement et les bouts en sont fixés sur les côtés de la planchette. Celle-ci peut être à demeure sur le lit, ou bien rendue mobile au moyen de cordes qui passent dans des trous faits à ses angles, et dont les bouts réunis en haut permettent de l'accrocher comme une balance, soit à une corde fixée au plafond, soit à un support mobile qui permet au blessé de rester assis hors de son lit. Je me suis souvent servi de la suspension jointe aux bandages à bandelettes et à attelles dans les fractures de jambes, et toujours avec avantage. Dès le dixième jour les blessés peuvent être assis sur une chaise en ayant la jambe ainsi suspendue ; ou bien s'ils restent au lit, la suspension leur permet de faire des mouvements qui les soulagent et ne nuisent pas à la fracture.

Les appareils inamovibles de plusieurs genres, sont :

A, celui de Larrey, qui conservait l'appareil de Scultet, modifié par la suppression des attelles pour les remplacer par des fanons de paille. Il rendait tout l'appareil solide en l'imbibant avec un mélange de blanc d'œufs, d'eau-de-vie et d'extrait de Saturne battu dans de l'eau. L'appareil restait en place pendant tout le temps nécessaire à la guérison, soit pour les fractures simples, soit pour les fractures compliquées, à moins d'accidents particuliers.

B, l'appareil de Seutin est toujours l'appareil à bandelettes ; seulement les attelles sont en carton. Les bandelettes sont d'abord appliquées, puis on les recouvre, ainsi que toutes les autres piéces du bandage avec une couche de dissolution épaisse d'amidon qui se dessèche et donne une dureté convenable à l'appareil, en dehors seulement ; de sorte que la peau n'est en contact qu'avec les linges mous du bandage. Lorsque la fracture est compliquée de plaie, M. Seutin laisse celle-ci à découvert en écartant les bandelettes, ce qui permet de la visiter journellement sans déranger l'appareil.

C, l'appareil dextriné de M. Velpeau ; il consiste à faire sur le membre un bandage roulé sec, ou le bandage à bandelettes sèches, puis sur ce premier bandage on en applique un autre imbibé, extérieurement seulement, avec la dissolution de dextrine composée ainsi : dextrine, 100 parties ; eau-de-vie camphrée, 60 parties ; eau chaude, 40 parties. On commence par pétrir la dextrine avec l'eau-de-vie, et quand le mélange est complet, on y ajoute l'eau chaude, petit à petit, pour lui donner la consistance d'une bouillie claire. Une fois le bandage appliqué, on l'enduit encore de haut en bas avec la solution de dextrine, et en attendant que le tout soit sec et solide, on applique des attelles pour maintenir le membre. Lorsqu'il y a plaie, on la laisse à découvert en écartant à son niveau les tours de bande et les bandelettes. Pour ôter ce bandage il suffit de l'humecter avec de l'eau chaude qui le ramollit.

D, M. Laugier, au lieu d'employer le linge pour les bandelettes, se sert de papier gris qu'il coupe comme les bandelettes de linge et en fait plusieurs couches. Il imbibe ensuite ce papier avec une solution épaisse d'amidon et le laisse sécher. Pour éviter la démangeaison que ce papier occasionne sur la peau, il a soin de recouvrir la partie avec du linge sec. En attendant que le papier ne soit plus humide, il est prudent d'appliquer des attelles.

E. Si on emploie le plâtre coulé, il faut mettre le membre dans une boîte en bois, et, après avoir étendu sur toute sa surface une forte couche d'un corps gras, y couler une solution de plâtre qui l'enveloppe et le recouvre en entier. C'est un mauvais moyen, fort gênant et douloureux pour le malade, et quelquefois dangereux, quand il faut, pour retirer le membre, casser le plâtre à coups de marteau.

F. L'appareil de sable mouillé consiste à enfermer le membre dans une boîte et à l'entourer complétement avec du sable constamment mouillé. C'est encore un mauvais procédé en ce qu'il est fort incommode au malade par la position, par son peu de solidité et par le froid et l'humidité dont il est sans cesse entouré.

Il est encore d'autres bandages à fracture que ceux que nous venons de passer en revue : tels sont les bandages croisés, invaginés, l'appareil de Boyer, celui de M. Baudens, etc. ; mais tous ces bandages et appareils, malgré leur perfection, sont plus ou moins faciles à exécuter, à transporter, à appliquer, et je m'abstiendrai d'en parler dans un ouvrage qui ne comporte que le strict nécessaire et dans un article qui est déjà trop long.

Aussitôt que l'on arrive près d'un fracturé, il faut, autant que possible, réduire la fracture, car les pointes osseuses des fragments peuvent irriter et blesser les chairs; mais lorsque les muscles sont contractés spas-modiquement, il vaut mieux attendre que le spasme soit passé ; car si l'on voulait faire l'extension pendant cet état, non-seulement on n'y parviendrait pas, mais encore on s'exposerait à des accidents graves. Il faut alors prescrire les saignées et les anti-spasmodiques. On ne réduira pas non plus immédiatement quand il y aura de l'inflammation.

Quant à l'application de l'appareil elle est soumise aux mêmes règles que la réduction, c'est-à-dire qu'on pourra l'appliquer immédiatement si la réduction est faite et qu'il n'y ait ni gonflement ni inflammation ; mais dans le cas contraire, on ne perd pas à attendre, car presque toujours le gonflement arrive après un temps plus ou moins long, et si l'appareil a été mis dès le premier moment, on est obligé de le défaire pour éviter une trop forte compression des tissus, compres-sion qui pourrait amener la gangrène et quelquefois la mort. Ou bien, si l'appareil est appliqué pendant le gonflement et qu'il n'arrive pas d'accidents, on sera encore forcé de le lever pour le resserrer quand le gonflement sera tombé. Ainsi on ne perd rien en atten-dant un, deux et même trois jours pour mettre un

10

appareil qui ne sera plus changé que tous les dix jours, jusqu'à l'entière consolidation.

Le traitement des fractures simples n'a rien de particulier. On se bornera à une saignée quelquefois, à la diète pendant les premiers jours, et ensuite à un régime adoucissant quand les circonstances le permettront.

Les fractures peuvent être accompagnées d'un grand nombre d'accidents parmi lesquels nous allons étudier les plus fréquents, ceux auxquels on peut porter remède le plus sûrement et le plus promptement.

1.° Lorsqu'une fracture a été produite par une cause directe ou indirecte qui a, en quelque sorte, écrasé le membre, il y a fracture comminutive et l'on sent très-bien les fragments en pressant la partie avec la main, si l'os blessé n'est pas situé trop profondément. Lorsque la fracture comminutive a été l'effet d'un contre-coup, les parties molles ne sont pas ordinairement désorganisées ; les fragments d'os ont encore des rapports avec elles et conservent un degré de vitalité qui peut faire espérer leur réunion et la guérison de la blessure. Mais si la fracture a été directe, qu'elle ait été le résultat d'un choc violent, que l'os soit brisé en esquilles et que les parties molles soient tellement écrasées, avec ou sans plaie extérieure, qu'elles soient désorganisées et réduites en bouillie ou complétement dilacérées, il ne reste aucun espoir de conserver le membre et l'amputation seule peut sauver le malade.

2.° Quand, malgré un appareil bien fait et appliqué méthodiquement, le membre fracturé a de la tendance au déplacement, il ne faut pas trop insister sur l'extension continuelle forcée, ou les moyens de compression exercés sur les muscles. Ceux-ci dans un état d'irritation spasmodique considérable contribueront encore au déplacement par leur contraction, et le meilleur moyen d'y remédier, c'est de mettre ces organes dans le relâchement, tout en exerçant sur eux une extension permanente des os qui ne fatigue ni ne tiraille les muscles. Ainsi donc, pour obtenir ce double but, on mettra la jambe dans la demi-flexion, s'il s'agit d'une fracture de cette partie du membre, et l'extension se fera comme dans l'appareil hyponarthécique. Si c'est la cuisse qui est fracturée, on emploiera le double plan incliné qui offrira le même avantage. On pourra joindre à ces moyens la saignée et les préparations opiacées. Mais il peut arriver que ni la position, ni l'extension, ni les moyens internes, n'empêchent le chevauchement des os; il faut avoir recours à la section des tendons, mais n'y recourir qu'avec réserve, car cette opération peut être suivie, dans ces cas, d'accidents graves.

5.° La contusion complique souvent les fractures, surtout quand la cause est directe. Si la contusion est légère, le gonflement est peu considérable et peut donner lieu à la formation de phlyctènes que l'on doit ouvrir sans emporter l'épiderme et les couvrir d'un linge enduit de cérat. Si au contraire la contusion est extrême, elle peut produire le sphacèle par suite du broiement des chairs et des os et nécessiter l'amputation immédiate. La contusion peut ne pas avoir atteint ce degré de gravité, mais être cependant assez forte pour produire une inflammation profonde et donner lieu à des abcès qui dénuderont les os et augmenteront le danger de la fracture. Dans ces cas, il faut réduire la fracture, faire des applications froides, glacées, long-temps continuées, employer les cataplasmes émollients, et donner issue au pus par des incisions convenables, et il vaut mieux multiplier les ouvertures que de les faire trop grandes.

4.º Les plaies qui compliquent les fractures peuvent être produites, ou par la cause fracturante ou par un des fragments de l'os, ordinairement le supérieur, ou bien encore être le résultat d'escarres formées après la fracture. Quand la plaie n'est ni large ni profonde et qu'elle ne pénètre pas jusqu'à l'os, la complication qu'elle apporte n'est pas très-grave, et une fois la fracture réduite, il suffit de la panser simplement avec un plumasseau enduit de cérat. Quand cette plaie est allongée on peut rapprocher ses angles avec des bandelettes agglutinatives, ou même les panser par occlusion en la couvrant de plusieurs emplâtres de diachylon superposés les uns aux autres. Mais quand la plaie pénètre jusqu'à la fracture, sans apporter une grande gravité, elle en retarde cependant la guérison parce que les os continuellement baignés dans le pus et soumis à fluence de l'air, s'exfolient et sont plus longtemps à se cicatriser.

Quand la fracture est comminutive et que la plaie est tellement frappée d'attrition que toutes les parties molles sont désorganisées, il faut nécessairement amputer le plus tôt possible pour sauver le malade.

Si la plaie faite à un membre fracturé est compliquée elle-même de la sortie d'un fragment plus ou moins considérable d'une pointe osseuse, et que la plaie ne soit pas assez large pour la faire rentrer et opérer la réduction, il faut faire des débridements convenables à la plaie et repousser l'os pour le mettre en contact avec le fragment opposé. Quand, malgré les incisions, on ne parvient pas à réduire la fracture et que les pointes osseuses ne peuvent rentrer malgré tous les efforts, on doit réséquer toute la portion de l'os qui s'oppose à la réduction et opérer celle-ci immédiatement.

Quelquefois, par l'effet de la violente contusion, ou par l'irritation produite par des esquilles que l'on aura négligé d'extraire, ou bien par l'effet d'un appareil trop serré, quelquefois même malgré le traitement le mieux dirigé, la gangréne peut survenir. Si elle n'attaque que la peau, la gravité n'est grande que parce qu'elle met à découvert les fragments osseux, mais si elle intéresse toute l'épaisseur du membre, que tous les tissus soient frappés de sphacèle, il n'y a d'autres moyens que l'amputation que l'on pratique quand la gangrène est bornée, ou qu'elle menace d'envahir des parties sur lesquelles on ne pourrait plus opérer. Dans ces cas, il faudrait amputer avant que le cercle inflammatoire ne soit formé.

Enfin, quand dans une fracture ancienne les fragments sont dénudés, que la suppuration est grande, qu'il y a des symptômes de résorption, de fièvre lente, il faut encore amputer avant que la maladie ait assez altéré la constitution du malade, pour donner des doutes sur le succès de l'opération.

5.° Une fracture comminutive peut être compliquée de la lésion d'une grosse artère, soit qu'il y ait plaie, soit qu'il n'y en ait pas. Dans le cas de plaie étendue, si on peut découvrir l'artère lésée, il faut en faire la ligature sur les deux bouts, pour éviter l'hémorragie consécutive qui pourrait avoir lieu par la portion supérieure ; mais dans le cas où le vaisseau serait trop enfoncé, où la plaie serait trop étroite, il vaut mieux le lier plus haut en faisant une incision sur son trajet pour le mettre à découvert. Dans le cas où il n'y aurait point de solution de continuité à la peau, l'artère lésée formerait par le sang épanché dans les tissus un anévrisme faux primitif qu'il faudrait opérer par la ligature.

Dans les cas où le vaisseau lésé serait une veine, la gravité est bien moins grande s'il ne survient pas de phlébite, car le sang épanché se résorbe ordinairement peu à peu sous l'influence des résolutifs.

6.° Enfin quand une luxation vient compliquer une fracture, si elle a lieu dans une articulation gynglimoïdale, on peut la réduire assez facilement dans l'instant même. Mais quand cette luxation se trouve dans une articulation orbiculaire, elle est ordinairement au-dessus de la fracture et pour la réduire, il faut attendre la consolidation des os brisés, et alors le temps écoulé ne permet plus de tenter la réduction et force de laisser au malade une difformité incurable.

FRACTURE DES OS DU CRANE.

Les fractures du crâne sont ordinairement l'effet de causes directes. Si elles existent avec plaie, on aperçoit au fond de celles-ci une solution de continuité rectiligne à la surface de l'os. Cette division, à bords rapprochés, immobiles, est située plus ou moins loin des sutures et persiste après la rugination de l'os. Quelquefois au lieu d'une simple fente, d'une félure, les parties osseuses présentent un écartement plus ou moins grand ; leurs bords sont inégaux et on y trouve des fragments détachés et mobiles.

D'autres fois la fracture du crâne peut exister sans plaie des téguments. Il y a alors, à l'endroit frappé, de l'empâtement, souvent une dépression, une douleur fixe et continue, et si on presse la partie avec les doigts, on peut y reconnaître la présence de corps durs, irréguliers, mobiles, qui produisent, par le mouvement qu'on leur imprime, le bruit de la crépitation. Si on exerce sur ces esquilles une pression plus forte, de manière à les enfoncer, on voit survenir tous les symptômes de la compression du cerveau.

Les fractures du crâne ne demandent pas par elles-mêmes de soins particuliers ; leurs complications seules, comme la compression du cerveau, son inflammation, les épanchements qui peuvent se faire à sa surface, exigent toute l'attention du chirurgien. Cependant lorsqu'il y a enfoncement de pièces osseuses avec plaie, il faut agrandir celle-ci, si elle n'est pas assez large, et relever les fragments enfoncés avec un élévatoire, et s'il y avait impossibilité de passer cet instrument entre les parties, on devrait pratiquer la trépanation pour y parvenir plus sûrement. Dans le cas où il y aurait enfoncement des os avec esquilles et sans plaie extérieure, des incisions faites sur le lieu de la fracture permettraient de relever les fragments, de les enlever même s'ils étaient complétement détachés. On favoriserait encore l'écoulement des liquides épanchés, soit par l'enlèvement des esquilles, soit par la trépanation. Dans tous les cas il faut porter une grande attention aux accidents cérébraux qui sont la plus grave complication des fractures du crâne.

FRACTURE DES OS DU NEZ.

On comprend, dans ces fractures, celles de l'apophyse montante de l'os maxillaire, des os propres du nez et quelquefois des os unguis.

Ces fractures sont toujours le résultat d'une cause

directe, telle que coups, chute, etc. Elles peuvent
être simples ou comminutives et se borner aux os propres
du nez ou bien s'étendre à l'apophyse maxillaire supérieure et intéresser plus ou moins la gouttière nasale.
Il peut même arriver que la force du coup se porte
jusqu'à la lame perpendiculaire de l'ethmoïde et la
brise, ainsi que la lame criblée, et que l'ébranlement
se communique jusqu'au cerveau.

Quand les fractures du nez sont simples, il n'y a pas
de déplacement et l'on ne doit s'occuper que de la contusion qui existe toujours et qui cède facilement à
l'usage des topiques résolutifs.

Mais lorsque la fracture est comminutive, les fragments sont enfoncés vers les cavités nasales, le nez
est complétement déformé et on sent sous les doigts
la crépitation. Si la fracture s'est étendue jusqu'à la
gouttière nasale, le côté interne des paupières est échy-
mosé, des larmes sanguinolentes s'écoulent par le nez
et refluent même par les points lacrymaux.

Dans le cas de fractures comminutives on relévera
les pièces osseuses avec des pinces à pansement ou
tout autre corps mince et arrondi, et on les maintiendra
en place avec des bourdonnets épais de charpie portés
sous la voûte des fosses nasales. S'il y a plaie extérieure
on la réunira par première intention, et si des esquilles
s'étaient détachées des os, il faudrait les extraire avant
d'opérer la réunion.

FRACTURE DE L'OS DE LA POMMETTE ET DE L'ARCADE ZYGOMATIQUE.

Elle résulte toujours d'une cause directe. On la reconnaît facilement à l'enfoncement de l'arcade zygomamatique et si l'os de la pommette est enfoncé vers l'orbite, la vue ne peut pas tromper sur la déviation de l'œil, et la crépitation est trop sensible au toucher pour s'y méprendre.

Si cette fracture a lieu sans plaie, il est impossible de relever les fragments enfoncés ; on se bornera à de simples applications résolutives, et il en résultera une difformité dans la joue. Mais s'il y a plaie extérieure, on pourra relever les pièces osseuses au moyen d'un levier que l'on introduira par la plaie. Dans le cas où l'os molaire, repoussé vers l'orbite, ferait dévier l'œil, on le remettrait en place en agissant sur lui soit par la base de l'orbite, soit par la bouche.

FRACTURE DE L'OS MAXILLAIRE SUPÉRIEUR.

La fracture du maxillaire supérieur est ordinairement due à une cause directe et peut avoir lieu sur différents points de son étendue. Elle est toujours accompagnée d'une contusion grave, surtout quand elle est le résultat d'un coup de feu, qui amène alors des désordres considérables.

On la reconnaît à la mobilité des fragments qui est facile à constater. Souvent la coaptation des fragments est incomplète ; la voix alors reste nazillarde ; et si la fracture s'est étendue aux voies lacrymales, il peut en résulter l'oblitération du canal nasal et un larmoiement continuel, incurable.

On réduit cette fracture assez facilement avec les doigts ou au moyen d'un instrument porté dans les fosses nasales. Si le bord alvéolaire est fracturé, on maintient les fragments au moyen de fils métalliques placés entre les dents et on fera tenir les machines rapprochées au moyen de la fronde du menton. Le malade devra garder le silence et ne se nourrir pendant long-temps que d'aliments liquides.

FRACTURE DE LA MACHOIRE INFÉRIEURE.

La mâchoire inférieure peut être cassée dans plusieurs de ses points ; à son bord alvéolaire, dans son corps, ses branches, ses condyles ou l'apophyse coronoïde.

Quand le bord alvéolaire seul est cassé, il n'y a pas de déplacement parce que les gencives le contiennent. Le corps de l'os se casse ordinairement sur les côtés de la symphise ; la fracture peut être verticale ou oblique, et le déplacement est d'autant plus grand que la lésion s'éloigne davantage du milieu du menton. Quelquefois la fracture est double et le centre de l'os est complète-ment séparé des parties latérales. Si la fracture affecte une branche de l'os, il y a peu de déplacement ; mais si elle a son siége à l'un des condyles, celui-ci est entraîné en avant et en dedans. Enfin, si l'apophyse coronoïde est fracturée elle est entraînée en haut.

On reconnaît facilement les fractures de l'os maxillaire à la mobilité de l'arcade dentaire et au défaut de niveau de cette partie et de la base de l'os. La fracture et les déplacements des condyles, de l'apophyse coronoïde et de la branche de l'os, se reconnaissent aussi facilement par leur mobilité et la crépitation.

La réduction des fractures de la mâchoire est facile à opérer. Les doigts suffisent pour rendre le niveau aux fractures du bord alvéolaire. Pour la fracture simple et sans déplacement du corps de l'os, il suffit de rapprocher les deux bords alvéolaires et de les tenir en contact. Si la fracture des corps de l'os est double et oblique, avec l'index d'une main porté en avant de l'apophyse coronoïde on retient en arrière le fragment postérieur, tandis qu'avec l'index de l'autre main appliqué à la face interne du fragment antérieur, et le pouce appuyé sur sa base, on ramène en avant ce fragment et on le met en contact avec le postérieur.

Quant aux fractures des condyles, des branches et de l'apophyse coronoïde, il n'est pas possible de les réduire complètement ; il reste toujours entre les fragments un intervalle qui souvent empêche leur agglutination. Quand on les a réduites autant que possible, il suffit d'une mentonnière pour maintenir la mâchoire immobile.

Pour maintenir les fragments de la fracture du bord

alvéolaire, on applique sur les dents voisines des fils métalliques qui s'opposent au déplacement.

Si dans la fracture simple du corps de l'os il n'y a pas de déplacement, la simple fronde suffit pour maintenir les fragments. Mais si la fracture est oblique et qu'il y ait de la tendance au déplacement, il faut alors un bandage particulier que l'on appliquera de la manière suivante : on mettra d'abord entre les arcades dentaires supérieure et inférieure, et de chaque côté un morceau de liége taillé en gouttière pour recevoir les dents, en ayant soin de laisser un espace entre ces liéges pour permettre d'alimenter le blessé au moyen d'un biberon. Une fois la fracture réduite, on adaptera sous la base et le long des parties latérales de la mâchoire inférieure, du carton épais, préalablement mouillé et ramolli. On appliquera par dessus ce carton la fronde ordinaire du menton. Si l'on n'a pas de carton à sa disposition, on le remplacera par des compresses longuettes épaisses et étroites appliquées sur la face externe et sur le bord inférieur de l'os. On pourra même dextriner ou amidonner ces compresses pour leur donner plus de solidité. Il est bien entendu que ces compresses seront, comme le carton, maintenues par la fronde.

Pendant tout le temps du traitement, tout mouvement des mâchoires sera interdit ; le malade ne devra ni parler, ni prendre aucun aliment solide ; il ne se nourrira que de bouillon, de fécule pris avec une cuillére ou un biberon.

On touchera à l'appareil le moins souvent possible ; et s'il était relâché on le changerait de dix jours en dix jours ; mais si rien n'y est dérangé, il vaut mieux le laisser jusque vers le cinquantième jour, où il n'est plus nécessaire.

Dans les fractures compliquées de plaie, et les fractures comminutives ordinairement produites par les armes à feu, il faut immédiatement faire les débridements nécessaires pour extraire les corps étrangers, les esquilles et même pour réséquer les fragments qui ne peuvent plus être remis en place pour se consolider. Dans ce cas, on fait une longne incision qui part du milieu du bord libre de la lèvre inférieure et s'étend jusqu'à l'os hyoïde. On dissèque ensuite les parties molles, on retire les esquilles, les corps étrangers, ou on résèque les portions d'os, selon la nécessité, et l'on réunit ensuite par la suture.

FRACTURE DU STERNUM.

Cette fracture peut être produite par une extension subite et forcée de la colonne vertébrale, et le plus souvent elle est la suite de chocs extérieurs. On la reconnaît facilement par les saillies ou les enfoncements, suite du déplacement des fragments osseux, et même à la crépitation que ceux-ci font entendre lorsqu'on les presse un peu fort.

Lorsque la fracture est simple, il suffit, pour la réduire et la maintenir, de faire coucher le malade sur le dos, le tronc tenu en flexion, et d'appliquer sur la fracture des compresses résolutives contenues par un bandage de corps modérément serré. Si le fragment inférieur est saillant, on le repoussera en arrière au moyen de compresses graduées. Si la fracture est comminutive, que des fragments soient enfoncés, on fera coucher le blessé à la renverse, le dos appuyé sur des coussins pour produire une forte extension ; alors on tâchera par la coaptation à replacer les os, et si l'on n'y parvient pas, on fera des incisions qui permettront d'employer les élévatoires, le tire-fond, le trépan même pour relever ou extraire les pièces osseuses qui pourraient blesser les organes contenus dans la poitrine. Le traitement subséquent sera antiphlogistique pour combattre les accidents inflammatoires.

FRACTURE DES CÔTES.

Les côtes qui sont le plus souvent fracturées sont les moyennes, et leur fracture se rencontre presque toujours à la partie moyenne et le plus souvent elles sont obliques et fort inégales. Quelquefois elles sont incomplètes.

Les fractures des côtes peuvent se faire de deux manières : elles sont directes si la cause agit directement sur la côte, qui alors est enfoncée et prend le nom de fracture *en dedans*. Quand la cause agit indirectement, c'est-à-dire que les deux extrémités de la côte sont tellement pressées en sens contraire que celle-ci se plie outre mesure en formant une saillie en dehors et se casse, la fracture est dite *en dehors.*

On reconnaît facilement la fracture de côte à une douleur fixe plus ou moins intense à l'un des côtés de la poitrine. Cette douleur est beaucoup augmentée par l'inspiration profonde et par la toux ; et quand ce phénomène a lieu, le malade ressent un craquement dans l'endroit de la fracture. En promenant les doigts sur le lieu où le malade ressent la douleur et le craquement, si la fracture est en dedans, on sent un enfoncement inégal, et si au contraire la côte est cassée en dehors, c'est une tumeur inégale qui se présente sous la main. Dans les deux cas, si la fracture est complète, on produit la crépitation en appuyant sur les extrémités de la côte.

La fracture complète en dedans, ou produite par un coup direct, peut donner lieu à divers accidents auxquels il est fort important de faire attention. Ainsi : la contusion peut être plus ou moins violente et accompagnée ou non de plaie extérieure ; les pointes osseuses peuvent avoir déchiré l'artère intercostale et donné lieu à une hémorragie fâcheuse ; des fragments d'os peuvent s'enfoncer dans le poumon, dans le diaphragme, le foie, la rate et produire l'emphysème, l'hémorragie ou des empêchements toujours dangereux. Ces accidents, quelquefois formidables, sont presque toujours la suite des grands fracas de la poitrine, des fractures comminutives et surtout de celles produites par armes à feu.

Le traitement des fractures des côtes, quand il n'y a pas de complication, est très-simple et se borne à contenir les fragments et à rendre immobiles les parois de la poitrine. Pour cela, il faut placer sur la solution de continuité des compresses épaisses trempées dans de l'eau de goulard et de l'eau-de-vie camphrée, et ceindre la poitrine avec un bandage de corps assez serré pour forcer la respiration à se faire plutôt par le diaphragme que par les côtes.

Si la fracture est en dedans et que les fragments soient enfoncés, il faut, pour les relever, appuyer fortement sur chaque extrémité de la côte et la maintenir dans cette position en appliquant sur les mêmes lieux des compresses épaisses, qui, maintenues par le bandage de corps, agiront en permanence. Si au contraire la fracture et le déplacement sont en dehors, c'est sur le lieu même de la solution que doivent être appliquées les compresses qui repousseront les fragments en dedans.

Dans les cas de complication d'hémorragie, de plaie, d'esquilles, etc., il faut, avant de réduire la fracture, parer à ces accidents, arrêter l'hémorragie, extraire les corps étrangers par les moyens qui nous sont déjà connus, saigner largement le blessé et lui recommander un repos absolu.

FRACTURE DE L'OMOPLATE.

Les fractures de l'omoplate ne sont pas très-communes ; elles ont toujours lieu par une cause directe et bien qu'elles puissent être produites dans tous les points de l'étendue de l'os, les parties qui se fracturent le plus fréquemment sont : l'angle inférieur et l'acromion ; nous ne parlerons donc que de ces deux fractures.

Les fractions de l'acromion sont ordinairement transversales et le plus souvent il se fait un déplacement suivant l'épaisseur de l'os, ou bien il y a une courbure dans le point fracturé. On reconnaît cette fracture à l'inclinaison de la tête sur l'épaule, à la chute du bras, à des inégalités appréciables au toucher et à la vue et qui consistent en une saillie formée par le fragment antérieur et un enfoncement brusque du postérieur ; tout le moignon de l'épaule est aussi quelquefois déprimé, et enfin la crépitation vient confirmer le jugement que l'on pouvait d'abord avoir formé.

Pour réduire cette fracture, il faut soulever le bras, afin de porter en haut l'acromion et appuyer en même temps en sens inverse sur le scapulum pour l'abaisser et obtenir le rapprochement exact des deux fragments. L'appareil propre à maintenir les parties dans cette position, consiste en un coussin en forme de coin placé entre le bras et la poitrine et ayant sa base tournée en bas. Ce coussin est maintenu par plusieurs circu-

laires autour du bras et du tronc. Avec une autre bande
de 8 mètres de longueur, on forme des tours qui, partant de l'épaule malade, viennent passer sous le coude
du même côté de manière à l'élever : ensuite on fait
plusieurs croisés formant un 8 de chiffre, dont les deux
anses appuient, l'une sous l'aisselle du côté sain, l'autre
sous le coude du côté malade, et dont l'entrecroise-
ment correspond à la partie supérieure et interne de
l'épaule blessée. Enfin on termine le bandage par des
circulaires horizontaux à l'entour du tronc et du bras
et l'on maintient tout l'appareil par un bandage de
corps. Comme cette fracture se déplace facilement il
faut surveiller l'appareil, le renouveler souvent et le
faire porter 50 ou 60 jours.

Si l'angle inférieur de l'omoplate est fracturé on le
reconnaît facilement à la mobilité des fragments et à
la crépitation lorsqu'on veut les rapprocher. Pour obtenir la réduction, ce qui est difficile, il faut abaisser
l'épaule, la porter vers le fragment inférieur, en plaçant
le bras en dedans et en avant, et on l'assujettit dans
cette position contre le tronc par des tours de bande
obliques et horizontaux. Dans tous les cas, cette fracture est difficile à contenir et il ne faut pas trop s'y
attacher, car la légère difformité qui en résulte n'offre
aucun inconvénient, et la gravité qui peut résulter de
cette solution de continuité, comme de celle du corps
de l'omoplate, repose plutôt sur les complications que
sur la fracture elle-même. Ce sont donc ces compli-

cations qu'il faudra prévenir par un traitement anti-phlogistique, et, comme nous l'avons dit en parlant des plaies d'armes à feu dans cette région, on fera les débridements nécessaires pour extraire les esquilles ou les corps étrangers, ou pour donner issue au pus formé dans les abcès.

Si le col de l'omoplate est fracturé à sa base, on le reconnaîtra par la chute du membre, par la tumeur que vient former sous l'aisselle le fragment glénoïdien uni à la tête de l'humérus. On observera une dépression brusque sous l'acromion et l'axe du bras sera oblique en bas et en dehors, le coude éloigné du tronc. Lors des tentatives de réduction on sentira la crépitation qui empêchera que l'on ne prenne la fracture pour une luxation.

Pour réduire cette fracture, on dégagera le fragment glénoïdien du creux de l'aisselle en attirant en dehors et en haut la partie supérieure du bras, et pendant que l'on poussera le coude vers le tronc on portera tout le membre en haut pour opérer la coaptation. Pour assurer les rapports des fragments on appliquera un coussin cunéiforme sous l'aisselle et maintenu par une bande circulaire du tronc; ensuite, avec une écharpe courte et une longue bande on fixera le bras et le coude sur le côté de la poitrine. Ce bandage doit rester en place pendant deux ou trois mois.

FRACTURE DE LA CLAVICULE.

Quand à la suite d'une chute sur l'épaule, sur le coude ou d'un coup porté directement sur la clavicule, le blessé ressent une douleur ou un fourmillement sur le trajet de la clavicule, on remarque les phénomènes suivants : Le bras est pendant sur le côté du corps, l'avant-bras est étendu et tout le membre est dans la rotation en dedans. La tête et le tronc sont inclinés du côté malade, le bras ne peut être dirigé volontairement ni en avant, ni en haut, et si le blessé veut porter la main à la tête, il est dans l'impossibilité de le faire et croit y parvenir en inclinant la tête et le tronc vers le poignet. L'épaule est plus basse que celle du côté opposé et plus rapprochée de la ligne médiane de la poitrine. Si l'on passe les doigts sur la clavicule on sent une interruption dans la continuité de l'os ; le fragment sternal fait sous la peau une saillie brusque ; l'externe est déprimé. Les mouvements du bras ou de l'épaule ne se communiquent qu'au fragment externe de la clavicule et donnent lieu à une crépitation. Si l'on soulève l'épaule et qu'on l'éloigne du corps, en portant l'extrémité supérieure du bras en haut et en arrière, on lui rend son élévation et sa forme ordinaires : on voit aussi disparaître l'intervalle qui séparait les deux fragments et la saillie formée par l'un d'eux.

Pour réduire la fracture de la clavicule, le malade

étant assis sur un siége sans dossier, le chirurgien debout du côté du membre fracturé, place une main sous l'aisselle et porte la partie supérieure du bras en haut et en arriére, tandis que de l'autre, saisissant le coude, il le repousse fortement en dedans, en avant et en haut. De cette maniére les fragments se replacent pour ainsi dire d'eux-mêmes et pendant qu'on fait garder par un aide la position que l'on vient de donner au membre, on complète la coaptation en repoussant les fragments au niveau l'un de l'autre.

Pour maintenir réduite la fracture de la clavicule, on a imaginé de nombreux moyens qui tous ont leurs avantages et leurs inconvénients, mais comme tous ces appareils ou bandages sont fort difficiles à construire ou appliquer et qu'ils ne présentent pas toutes les garanties que l'on peut désirer, je les passerai sous silence pour ne parler que de deux seulement qui sont vraiment efficaces et qui cependant n'empêchent pas toujours la difformité qu'occasionne cette fracture. Ces deux bandages sont celui de Boyer et celui de Desault.

1.° *Appareil de Boyer.* — L'appareil de Boyer est préférable à celui de Desault en ce qu'il est moins compliqué et par conséquent moins long à appliquer, et ne comprime pas la poitrine autant que l'autre, qui est supporté difficilement par bien des malades. Ensuite il n'est pas sujet à se relâcher aussi vite et s'il est nécessaire de le réappliquer il demande moins de temps et occasionne moins de secousses au malade. Aussi serait-il bon d'en avoir quelques-uns de préparés dans les approvisionnements des caisses d'ambulance.

Cet appareil se compose : 1.º d'une ceinture de toile
piquée, large de 13 à 14 centimètres, ayant à ses extrémités trois boucles et trois courroies destinées à la
serrer autour du corps. Outre ces boucles il y en a
encore quatre, deux en avant, deux en arrière, du
côté du bras malade et qui correspondent à quatre
courroies qui sont sur le bracelet.

2.º D'un bracelet aussi en toile piquée de 6 à 7 centimètres et se fermant au moyen d'un lacet. Quatre
courroies sont attachées au bracelet, deux en avant,
deux en arrière ; 3.º d'un coussin cunéiforme muni à
sa grosse extrémité de deux cordons attachés aux angles ;
4.º enfin d'une grande écharpe.

Pour se servir de ce bandage, il faut en appliquer
les différentes pièces avant de réduire la fracture. Ainsi
on commencera par placer la ceinture autour de la
poitrine à la hauteur du coude et on la serrera au
moyen des courroies et des boucles fixées à ses extrémités. On entourera ensuite le bras du côté malade
avec le bracelet que l'on fixe au moyen du lacet. On
place le coussin sous l'aisselle, la grosse extrémité tournée en haut, et on le fixe dans cette position au moyen
des cordons qui passent, l'un au-devant de la poitrine,
l'autre à sa partie postérieure, vont se joindre sur
l'épaule opposée où ils sont noués.

Lorsque la fracture est réduite on ramène le coude,

appuyé sur le coussin, contre le tronc, l'avant-bras fléchi sur le devant de la poitrine, et on maintient le membre dans cette position, en serrant plus ou moins les courroies antérieures du bracelet dans les boucles antérieures de la ceinture, pour ramener le coude en avant. On serre ensuite les courroies postérieures du bracelet dans les boucles correspondantes de la ceinture, et enfin on soutient le poids du membre supérieur au moyen d'une grande écharpe qui embrasse la main, l'avant-bras et le coude, et qui est fixée sur l'épaule du côté sain.

2.º *Bandage de Desault.* — Ce bandage est composé 1.º d'un coussin cunéiforme, fait de linge usé, de la largeur du bras et assez long pour s'étendre de l'aisselle un peu au-dessus du coude, et ayant sa grosse extrémité en haut; 2.º de compresses fines, enduites de cérat, assez larges et longues pour recevoir le coussin; 3.º d'une bande de 11 ou 12 mètres de longueur sur quatre travers de doigts de largeur (9 ou 10^{cm}) et roulée à un seul globe.

Pour son application, le malade étant situé comme pour la réduction, le chirurgien étend le bras du côté malade, le place perpendiculairement au tronc et le confie à un aide qui le saisit près du poignet. Cela fait, il pose le coussin sous l'aisselle en en dirigeant la base en haut, et le fait maintenir dans cette position par un aide qui, placé au côté opposé, le fixe avec ses deux mains. Alors le chirurgien, après avoir

attaché avec des épingles le chef de la bande sur
le coussin, fixe celui-ci solidement sur la poitrine par
plusieurs circulaires horizontaux, puis arrêtant le dernier jet de bande avec une épingle sur le bord antérieur du coussin, il abandonne pour un moment le
globe à un troisième aide, saisit le bras, tenu jusque-là
horizontalement, l'abaisse, fléchit l'avant-bras, à angle
droit et place le membre sur le coussin, de manière à
ce que le coude soit poussé en dedans, en haut et en
avant et l'avant-bras fléchi sur la poitrine. Il confie
le membre à un aide en lui recommandant de le tenir
fortement appliqué contre le tronc et de ne pas changer
de position ; puis, après s'être assuré que la fracture
est bien réduite, il reprend la bande, fait à la partie
inférieure du bras et de la poitrine plusieurs circulaires horizontaux se recouvrant presque, et les fixe
entre eux par des points de suture ou des épingles.
Après avoir arrêté le dernier jet avec une épingle près
de la partie inférieure du bras en devant, il porte le
globe obliquement sur l'épaule saine, le descend derrière la poitrine, le fait passer sous le coude du côté
malade, puis le ramène en avant pour gagner l'épaule
saine et ainsi de suite, afin de former une écharpe assez
solide pour empêcher le membre de céder à son propre
poids. Enfin le reste de la bande est employé à faire de
nouveaux circulaires, commençant près du coude et
remontant jusqu'à la partie moyenne du bras, où le
chef de la bande est arrêté par une épingle et les cir-

culaires fixés par des points de suture. On termine le bandage par l'application d'une petite écharpe qui soutient la main et vient se nouer derrière le cou.

Tel est le bandage de Desault modifié par Dupuytren, et, quoique l'un et l'autre aient l'inconvénient de se relâcher facilement, ce sont encore ceux qui offrent le plus d'avantages pour maintenir la fracture de la clavicule et ceux que l'on devra employer de préférence. Nous ne parlerons donc pas des autres bandages ou appareils tels que le corset de Brasdor, le mouchoir en triangle de Mayer, la méthode dorsale, la méthode de M. Velpeau, qui fait embrasser le moignon de l'épaule saine par la main du côté fracturé et fixe le membre dans cette position, et une foule d'autres qui tous ont leurs avantages et leurs inconvénients, mais dont aucun, plus que celui de Desault, ne peut s'opposer à la difformité presqu'inévitable dont la fracture est suivie.

FRACTURE DE L'HUMÉRUS.

L'humérus peut être fracturé : 1.° à son extrémité supérieure ou à son col ; 2.° dans son milieu ou à son corps ; 3.° à son extrémité inférieure et chacune de ces fractures demande une attention et des soins particuliers.

1.° *Fracture du col de l'humérus.* — Nous savons que l'extrémité supérieure de l'humérus se termine par plusieurs éminences séparées entre elles par un étranglement nommé col anatomique, et séparées du corps de l'os par un rétrécissement inférieur aux tubérosités et appelé col chirurgical. La fracture peut avoir lieu dans l'un ou l'autre de ces cols, mais le plus souvent elle arrive au col chirurgical et c'est de cette dernière fracture dont nous allons nous occuper.

Cette fracture a presque toujours pour cause un effet direct, un choc extérieur ; elle peut cependant aussi être la suite d'une chute sur le coude ou sur la main, le membre étant écarté du corps. On la reconnaît à la douleur locale et à l'impossibilité de mouvoir le membre, surtout pour l'élever. On observe une dépression au côté externe et supérieur du bras ; le moignon de l'épaule a conservé sa forme et son étendue naturelles. Le coude est éloigné du tronc et si l'on veut l'en rapprocher ou le diriger dans d'autres directions, on sentira la crépitation. L'axe du bras est oblique de haut en bas et de dedans en dehors. Si l'on porte les doigts dans le creux de l'aisselle, on y rencontre l'extrémité supérieure du fragment inférieur qui y forme une tumeur dure, irrégulière, partageant tous les mouvements qu'on communique au membre et disparaissant si on la comprime de dedans en dehors. L'épaule est plus abaissée que celle du côté opposé.

Pour réduire la fracture du col de l'humérus, le malade étant assis, le chirurgien écarte le bras du tronc et le porte un peu en avant, en même temps qu'un aide fait la contre-extension, en tirant à lui le membre sain ; un second aide pratique l'extension sur l'avant-bras demi-fléchi, en fixant avec une main le poignet, tandis qu'avec l'autre il appuie fortement sur la partie moyenne et antérieure de l'avant-bras qui entraîne en bas et en dehors le bras. Le chirurgien n'a plus alors qu'à appuyer légèrement sur les fragments pour les mettre en contact.

Pour maintenir réduite la fracture du col de l'humérus, on emploie le plus souvent le bandage de Desault qui est le meilleur et composé des pièces suivantes : 1.° deux bandes longues, l'une de 7 à 8 mètres, l'autre de 12 et larges de trois travers de doigt (6 ou 7 centimètres) ; 2.° quatre fortes attelles de longueur inégale et larges de deux travers de doigt (3 ou 4 centimètres) ; 3.° un coussin cunéiforme de la largeur et de la longueur du bras ; 4.° une écharpe ; 5.° une serviette.

La réduction opérée, le chirurgien fait garder à l'avant-bras la position demi-fléchie et la main tournée dans la supination. Avec la première bande il commence des doloirs depuis la naissance des doigts, couvre entièrement la main, remonte sur l'avant-bras vers le coude qu'il entoure complétement par plusieurs 8 de chiffre, remonte ensuite sur le bras, fait plusieurs tours sur l'endroit de la fracture, puis continue à monter en couvrant l'épaule et en envoyant plusieurs jets sous l'aisselle saine pour les ramener se croiser sur l'épaule malade. Arrivé là, on donne le globe de la bande à un aide et on place les attelles. La première

en avant depuis le moignon de l'épaule jusqu'au pli
des coudes ; la seconde en arrière depuis le sommet
de l'épaule jusqu'au-dessous du coude ; la troisième en
dehors dépassant l'épaule et le coude ; enfin la quatrième
en dedans depuis l'aisselle jusqu'au-dessous du coude.
Chacune de ces attelles sera préalablement garnie, du
côté qui doit porter sur le membre, d'une compresse
étroite comme l'attelle et pliée en plusieurs doubles.
Les attelles placées sont fixées par des tours de bande
qui descendent jusqu'au-dessous du coude et l'enveloppent en 8 de chiffre, pour se terminer sur l'avant-
bras. Le coussin est ensuite placé entre le bras et la
poitrine, son extrémité épaisse tournée en haut, si le
déplacement est en dedans, ou bien en bas s'il est en
dehors, comme c'est le plus ordinaire. Le coussin est
fixé sous l'aisselle au moyen de rubans qui se nouent
sur l'épaule saine. Le chirurgien rapproche alors le
bras du tronc, l'appuie sur le coussin et le fixe dans
cette position au moyen de la seconde bande avec laquelle il fait des doloirs qui commencent à la base de la
poitrine et enferment le bras. Ces doloirs doivent être
serrés inférieurement si le déplacement est en dedans
et *vice versâ;* on les continuera jusqu'au haut de la
poitrine et du bras ; enfin on terminera l'application du
bandage en soutenant l'avant-bras et le poignet par une
écharpe et en couvrant tout l'appareil d'une serviette.

2.º *Fracture du corps de l'humérus.* — Le plus
souvent l'humérus est rompu à sa partie moyenne et

presque toujours une cause directe occasionne cette fracture. Quant au déplacement, il est variable selon la situation et la direction de la fracture : il est très-facile quand elle est oblique.

On reconnaît cette fracture à une douleur fixe à l'endroit où elle a son siége, à l'absence de mouvements volontaires, à la difformité qui en résulte, et à la crépitation.

Pour réduire cette fracture, le malade étant assis, le chirurgien applique d'abord un bandage roulé de la base des doigts jusqu'au coude. L'aide chargé de la contre-extension placé du côté opposé à la fracture, saisit des deux mains l'épaule du côté malade; on met l'avant-bras en demi-flexion et l'aide qui doit faire l'extension prend le membre près du coude et la partie supérieure de l'avant-bras et avant tout l'éloigne du tronc en le portant directement en dehors : le chirurgien doit se tenir derrière le membre. Quand la réduction est opérée, il continue de bas en haut l'application du bandage roulé, fait quelques 8 de chiffre autour du coude, remonte sur le bras, fait plusieurs circulaires sur la fracture et continue jusqu'à l'épaule. Ce premier appareil appliqué, il faut songer aux attelles et en appliquer trois sur les faces antérieure, postérieure et externe du bras; elles doivent être arrondies à leurs extrémités, un peu plus longues que le bras, excepté l'antérieure qui ne doit pas en dépasser le pli. Sur le côté qui doit être en contact avec le bras sont fixées quelques compresses de la même largeur que l'attelle et assez épaisses. Une quatrième attelle pourrait être mise à la partie interne; quelques praticiens le font sans avoir égard aux accidents qui pourraient surgir de la compression des vaisseaux et nerfs. Une seconde bande est appliquée sur les attelles pour les maintenir.

Il existe encore d'autres appareils ; mais celui-ci étant le plus simple et le meilleur, nous les passerons sous silence; du reste, quel que soit l'appareil qu'on emploie, le bras est toujours suspendu par une écharpe qui soutient le coude sans le retenir : le bras est aussi fixé au tronc par quelques tours de bandes. Chaque semaine on renouvelle l'appareil jusqu'au vingtième jour, puis plus rarement et remplacé vers le quarantième jour par un simple bandage roulé.

3.° *Fracture de l'extrémité inférieure.* — Cette fracture est toujours due à une cause directe : on la reconnaît, comme celle du corps de l'os, à une douleur fixe, à l'immobilité du membre, à la crépitation, qui cependant est quelquefois obscure.

Le fragment supérieur est saillant en avant. L'olécrâne fait en arrière une saillie assez souvent considérable et est située plus haut qu'à l'ordinaire. L'avant-bras est un peu fléchi. Quand le fragment inférieur est brisé verticalement et ses deux pièces écartées, la largeur de l'extrémité inférieure de l'humérus est nécessairement augmentée; l'épicondyle et l'épitrochlée sont plus saillants qu'à l'ordinaire.

Cette fracture est plus grave que la précédente ; en effet, la raideur qui en est la conséquence inévitable, va quelquefois jusqu'à l'ankilose.

Quelques praticiens ont proposé pour le traitement de mettre le bras dans l'extension ; mais il est préférable de choisir la position demi-fléchie ; au moins quand l'ankilose a lieu le bras peut encore servir quelquefois, tandis que dans l'extension il est à peu près de toute inutilité.

Desault avait adopté cette méthode ; A. Cooper se servait d'une attelle postérieure coudée, comprenant le bras et l'avant-bras, et d'une attelle antérieure s'arrêtant au pli du coude, etc.

On trouve dans les ouvrages d'A. Cooper la description des fractures de la trochlée et de la petite tête de l'humérus. Il veut, dans le premier cas, que le bras soit plié à angle droit, entouré d'un bandage roulé et suspendu au moyen d'une écharpe. Après quinze ou vingt jours, on commence à imprimer au coude quelques mouvements d'extension et de flexion. Dans le deuxième cas, le bras est également plié à angle droit, entouré d'un bandage roulé ; une attelle coudée est appliquée en arrière et le bras est soutenu par une écharpe : des mouvements sont imprimés de bonne heure à l'articulation.

FRACTURE DU RADIUS.

Le radius est de tous les os celui qui se fracture

le plus souvent surtout à l'extrémité inférieure, quelquefois à la partie moyenne. Nous ne nous occuperons
donc que de ces deux dernières fractures.

1.º *Extrémité inférieure*. — Bien des praticiens se
sont occupés de cette fracture ; ainsi A. Cooper, Dupuytren, etc. , ont étudié cette question à fond pour
arriver tous à différents résultats.

Suivant M. Goyrand, cette fracture est ordinairement oblique de haut en bas et d'arrière en avant ;
il arrive cependant qu'elle prenne une direction toute
autre.

Quand la fracture est oblique de bas en haut et
d'arrière en avant, le fragment inférieur est poussé
par le choc fracturant et entraîné en haut et en arrière
par la force musculaire, ou autrement dit, vers la
face dorsale et l'extrémité humérale de l'avant-bras ;
mais comme ce fragment est retenu par le fibro-cartilage du poignet, il ne peut remonter tout-à-fait et
décrit un arc de cercle dont le fibro-cartilage est le
rayon. Sa partie supérieure se porte vers l'espace interosseux, sa partie externe s'élève, d'où il résulte que
la surface articulaire du radius regarde directement en
bas et souvent même un peu en arrière et en dehors.

Quand la fracture est comminutive, les fragments
se dirigent encore vers l'espace inter-osseux et la surface
articulaire carpienne du fragment inférieur devient horizontale ou s'incline un peu en dehors.

Quand le fibro-cartilage a été rompu par un choc

12

violent ainsi que le ligament antérieur de l'articulation radio-cubitale inférieure, le fragment inférieur, repoussé plus haut, ne reste plus en contact avec la tête du cubitus. Dans ce cas, il y a raccourcissement du radius. (*Extrait du traité de pathologie externe de M. A. Vidal (de Cassis).*

La fracture de l'extrémité inférieure du radius reconnaît presque toujours pour cause la chute sur la main ; un coup de feu peut également occasionner une fracture, mais alors il faut surtout s'occuper des complications et ne revenir à la fracture que quand tous les accidents sont réparés.

On la reconnaît à un craquement au poignet, au gonflement qui ne tarde pas à paraître et au changement survenu dans la forme de la partie inférieure de l'avant-bras, qui, là, a pris une forme presque cylindrique. La douleur ressentie à la partie inférieure du radius augmente par la pression. Quand la fracture est oblique de haut en bas et d'arrière en avant, le poignet fait une déviation en arrière en dehors ; on remarque sur la face dorsale du membre, une dépression près du poignet ; la main est inclinée en avant, d'autant que le poignet l'est plus en arrière (fig. 16).

Cette fracture est plus grave que celle de la partie moyenne de l'os, en ce qu'elle laisse dans l'articulation une raideur qui peut occasionner l'ankylose.

Pour réduire cette fracture, il faut combiner les tractions extensives avec une forte inclinaison de la main vers le bord cubital. La coaptation se fait en poussant les deux fragments l'un vers l'autre, en sens inverse de leur déplacement suivant l'épaisseur.

De nombreux appareils ont été imaginés pour cette fracture. Dupuytren se servait de l'*attelle cubitale ;* il suffit le plus souvent d'entourer le membre d'un bandage roulé, médiocrement serré. Deux attelles seulement sont nécessaires ; l'une placée à la partie interne de l'avant bras, l'autre à la partie externe. Des coussins doivent toujours être placés entre la peau et les attelles, afin de les empêcher d'agir d'une manière défavorable par la pression qu'elles exercent toujours. L'attelle externe doit s'étendre jusqu'à l'articulation de la dernière phalange.

Souvent il est bon d'appliquer une compresse immédiatement sous les extrémités des fractures pour les empêcher d'être trop poussées vers le cubitus, ce qui, comme on le sait, occasionne la perte des mouvements de pronation et de supination.

3.° *Partie moyenne.* — Presque toujours la fracture de la partie moyenne du radius est le résultat d'une cause directe. Boyer pensait différemment, mais aujourd'hui on est complétement fixé sur cette question.

Le plus souvent cette fracture est transversale et le déplacement est simple : les deux fragments se portent vers le cubitus : la direction du poignet change et son articulation se rapproche de la ligne horizontale.

On reconnaît facilement cette fracture : la douleur

est fixe ; on remarque une dépression et un défaut de résistance à l'endroit où existe la fracture. Le diamètre transversal du membre est diminué, celui de la face dorso-palmaire augmentée : le poignet est déjeté en dehors, l'extrémité inférieure du cubitus est plus saillante qu'à l'ordinaire ; les mouvements de pronation et de supination sont gênés.

Cette fracture est peu grave : la réduction s'opère, en éloignant le membre du tronc ; on met l'avant-bras en demi-flexion, la face dorsale tournée en haut. L'acide chargé de la contre-extension saisit le bras au-dessus du coude. L'extension se fait en exerçant des tractions sur la main. Le chirurgien, placé comme toujours en dehors du membre, repousse de ses deux mains les chairs dorsales dans l'espace inter-osseux ; il éloigne par cette manœuvre les fragments du centre de cet espace.

Quel que soit l'appareil employé, il doit maintenir droit le membre et retenir dans l'espace inter-osseux les chairs dorsales et palmaires qui y ont été placées par la réduction. Pour remplir cette indication, on applique sur les faces dorsale et palmaire de l'avant-bras des compresses graduées, puis une bande dont les premiers tours seront sur la fracture ; on va jusqu'au coude ou l'on arrête les tours de bande : on applique ensuite deux attelles, l'une en dedans, l'autre en dehors de l'avant-bras, que l'on maintient par une deuxième bande. Les compresses graduées sont très-importantes pour arrondir la forme du bras et rendre le diamètre dorso-palmaire plus grand que le radio-cubital. Elles empêchent encore le déplacement des os en comprimant les muscles.

Il faut avoir soin de ne pas trop serrer le bandage.

Il suffit de lever l'appareil le 10.ᵉ ou 12.ᵉ jour. Quarante ou cinquante jours suffisent pour le traitement complet de cette fracture.

Dans le cas de fracture compliquée on emploie le bandage de Scultet.

FRACTURE DU CUBITUS.

La fracture du cubitus est plus rare que celle du radius, à cause de sa position, de sa grosseur et de sa courbure : elle n'arrive jamais par contre-coup, et a lieu généralement à sa partie inférieure qui est la plus mince et celle qui est le moins couverte de parties molles.

Cette fracture se reconnaît facilement en portant la main sur la partie interne du bras, où il se trouve une dépression occasionnée par le rapprochement du fragment inférieur contre le radius et qui détermine, on le dévine bien, la contraction instantanée du carré pronateur. Le fragment supérieur ne change pas de place.

Il faut donc, en pratiquant l'extension, incliner la main vers le bord radial, en même temps que l'on pousse les chairs dans l'espace interosseux et appliquer le même appareil que dans la fracture du radius.

Le cubitus peut aussi être fracturé à l'apophyse coronoïde ou à l'olicrâne.

1.° *Apophyse coronoïde*. — Cette fracture se rencontre assez rarement. A. Cooper ne l'a observée qu'une fois sur le vivant.

Elle est facile à reconnaître, en tant que l'olécrâne, quand le bras est étendu, forme une saillie en arrière résultant du déplacement du cubitus dans ce sens : quand on fléchit le coude la saillie dont nous venons de parler disparaît totalement.

Le traitement consiste à tenir le coude fléchi et dans un repos absolu pendant une vingtaine de jours.

2.° *Olécrâne*. — Cette seconde fracture se rencontre assez fréquemment. Ordinairement elle a lieu en travers : elle peut cependant exister obliquement. Presque toujours elle résulte d'une cause directe et est, ou simple ou comminutive, ou compliquée de contusion avec épanchement de sang dans l'articulation.

La contraction du triceps brachial n'étant plus empêchée par son attache au cubitus, ce muscle tire en haut le fragment auquel il adhère et laisse ainsi un intervalle plus ou moins marqué entre celui-ci et le fragment inférieur. L'impossibilité dans laquelle se trouve le sujet d'étendre l'avant-bras, suite inévitable du défaut de point d'attache du triceps sur le cubitus, est encore un symptôme de la fracture dont nous nous occupons, et l'avant-bras est toujours dans la demi-flexion. En outre la douleur vive que ressent le malade est un indice important qu'il faut joindre à la crépitation qui est quelquefois sensible.

Les indications à suivre sont très-simples. Comme on ne peut compter sur un cal osseux, il faut rechercher une union par une substance ligamenteuse aussi courte que possible.

Les praticiens sont en désaccord sur la position à donner au membre fracturé. Dupuytren avec A. Cooper recommandent l'extension complète; Desault, Boyer conseillent une légère flexion.

Cette dernière position est, selon nous, préférable. Voici l'appareil adopté par Desault : l'avant-bras étant placé dans la position indiquée, le chirurgien y applique une bande roulée, en commençant au poignet et en la continuant jusqu'au coude. Alors il pousse l'olécrâne vers le cubitus et le maintient dans cette position par un tour de la bande avec laquelle il couvrira ensuite toute l'articulation en l'appliquant en 8 de chiffre.

Une attelle résistante et un peu courbée au-dessous du coude doit ensuite être placée à la partie postérieure du bras et de l'avant-bras et fixée au moyen d'une bande. L'appareil ainsi appliqué, doit être soutenu sur des coussins.

En général, il existe entre les deux fragments un interstice plus ou moins grand qui se remplit d'une substance dont la consistance n'est pas osseuse. Cet interstice est moins considérable quand le membre a été laissé dans l'extension forcée; mais cette dernière position entraîne trop souvent avec elle l'ankilose, pour que nous conseillons de la mettre en pratique. Pour prévenir une raideur trop lente à se dissiper, on pourra vers le vingt-cinquième ou trentième jour commencer à imprimer des mouvements au coude.

FRACTURE DE LA MAIN.

Elles affectent le carpe, le métacarpe ou la main.

1.º *Carpe.* — Les os qui composent le carpe ne peuvent se fracturer que par une cause directe. Aussi leur fracture est-elle grave moins par elle-même qu'à cause du tiraillement des parties voisines.

Cette fracture se reconnaît à la déformation des parties, à la crépitation. Quand il y a plaie, le diagnostic est encore plus facile. Si la fracture est simple, il suffit de mettre le membre dans l'immobilité complète, au moyen d'un appareil analogue à celui employé dans la fracture de l'avant-bras ; seulement il descend sur la main. S'il y a plaie ou esquilles, il faut pratiquer des débridements ou enlever les fragments et employer le bandage de Scultet.

2.º *Métacarpe.* — La fracture des os du métacarpe est assez rare parce que les efforts de la main se font à peu près sans eux.

Cette fracture peut être simple ou compliquée : rarement les métacarpiens sont fracturés seuls.

Le diagnostic est facile ; il y a crépitation ; presque toujours déplacement.

Le traitement est simple. Après avoir réduit, on applique des compresses sur la main et sur elles des attelles maintenues par des bandes.

Il est rare que la fracture des os du métacarpe soit assez grave pour nécessiter l'amputation de la main : dans la cas où ils seraient brisés, on en fait l'extraction.

3.º *Phalanges.* — La fracture des phalanges est toujours suivie de contusion, ou compliquée de plaies ou d'écrasement. On reconnaît facilement ces fractures à la mobilité des fragments, à la crépitation, à la difformité qui résulte de l'inclinaison en avant du fragment inférieur. Quand la réduction est faite, on la maintient avec une petite bande et de petites attelles. Vingt-cinq ou trente jours suffisent à la guérison. On ne doit se décider à amputer que quand les parties sont brisées.

FRACTURES DU FÉMUR.

Le fémur à raison des muscles dont il est entouré semblerait peu exposé aux fractures; cependant il est des causes prépondérantes qui l'y assujettissent. Après le tibia, c'est l'os le plus exposé. Sa longueur, sa forme, l'angle que forme son col avec l'axe, enfin ses usages, sont les causes dont nous venons de parler.

Ces fractures doivent se distinguer en fractures du corps et celles du col.

Les premières peuvent encore être divisées en celles du milieu et des extrémités.

Chez les jeunes sujets on voit quelquefois cette fracture transversale ; chez les adultes elle est plus ou moins oblique.

Le déplacement dans le cas de fracture oblique a toujours lieu. Les muscles de la partie interne de la cuisse concourent au déplacement en dedans du fragment inférieur, et ceux de la partie postérieure et interne le portent en arrière et en dedans : le fragment supérieur peut être porté en dehors et en avant par les fessiers et l'iliaque.

Dans le cas de fracture de la partie supérieure, le fragment supérieur est fortement porté en avant par les fessiers.

Si la fracture est inférieure, le fragment inférieur éprouve le plus grand déplacement ; il est porté en arrière par les jumeaux, le soléaire et le poplité.

Les fractures du fémur offrent quatre espèces de déplacement : 1.º celui amené par une cause qui tendrait à augmenter sa courbure ; 2.º celui occasionné par une cause immédiate accompagnée de contusion ; 3.º par une cause indirecte ; 4.º par l'action musculaire.

Le diagnostic des fractures du col du fémur est assez facile, quand l'inflammation n'est pas trop intense ; la douleur fixe, l'impossibilité de remuer le membre et la crépitation sont autant de signes distinctifs.

Le pronostic varie suivant l'âge, le tempérament, le lieu, la cause ; il est presque toujours fâcheux chez les adultes par la difficulté de maintenir la fracture réduite. La fracture du corps est moins grave que celle des extrémités; celle-ci est plus dangereuse à cause de leur renversement : elle est aussi très-souvent inégale et on a vu les condyles entièrement séparés.

Le traitement consiste à réduire la fracture et à la maintenir. Le premier soin est de préparer le lit, dur, étroit, et de préparer l'appareil.

Quant à ce dernier, on s'est servi jusqu'à Desault du bandage roulé, de celui à dix-huit chefs, mais il est préférable d'employer le bandage de Scultet, avec l'extension continue.

Après avoir tout préparé, il faut déshabiller le blessé, le transporter sur le lit, pendant que le chirurgien aura la main sur la fracture. Le blessé sera couché très-horizontalement. Alors on élève doucement le membre, on place l'appareil et l'on procède à l'extension et à la contre-extension. L'aide chargé de l'extension embrasse le pied avec les mains dont la gauche passe sous le talon et la droite sur le cou-de-pied. Des tractions modérées sont souvent suffisantes pour réduire le déplacement. La traction faite, on applique le bandage de Scultet avec ses attelles. L'attelle externe doit s'étendre depuis l'os iliaque jusqu'au-delà du talon, et cinq rubans de fil sont employés à serrer l'appareil. Enfin, on assure la rectitude du pied au moyen d'une bandelette disposée en étrier dont la partie moyenne correspond à la plante du pied, et les deux chefs croisés sur sa face dorsale sont fixés aux parties latérales inférieures de l'appareil.

Extrémités. — La fracture des extrémités du fémur exige quelques modifications : ainsi dans l'extrémité supérieure, la contre-extension ne peut pas se faire. Delpech dit qu'il faudrait mettre la cuisse dans la demi-flexion sur le bassin.

La demi-flexion de la jambe a des avantages dans le cas de fracture de l'extrémité inférieure. Dans le cas d'obliquité, les tiraillements sur la jambe ne contribuent en rien sur le déplacement ; il faut alors la flexion qui met les muscles en relâchement et permet au fragment inférieur de joindre le supérieur.

Dans le cas d'obliquité antéro-postérieur, il faut toujours l'extension continue. Cette fracture exige des soins minutieux : il faut après quatre ou cinq jours, la visiter à cause du gonflement, et s'il était trop fort, attendre qu'il fut passé pour réappliquer l'appareil dont on resserre tous les jours les liens.

Ces fractures exigent pour les adultes deux ou trois mois de repos absolu ; après ce temps, on peut, mais avec précaution, marcher avec des béquilles, ce qui n'empêche pas que l'os ne se courbe quelquefois en avant.

On se sert du même appareil quand le grand trochanter se fracture seul.

Une fracture plus grave est celle du col du fémur. Elle peut avoir lieu hors de l'articulation (fig. 17) et dans (fig. 18) l'articulation : c'est la plus commune. La disposition du corps de l'os en rend la fracture facile. Toujours elle a une cause indirecte ; soit une chute sur les pieds, sur les genoux. Dans ce cas, le poids du corps tend à diminuer l'angle, formé par le corps du fémur et le col, et quand elle a lieu par une chute sur le grand trochanter, le contraire arrive.

Le déplacement a toujours lieu en haut.

Quand la fracture a lieu dans l'articulation, la capsule articulaire empêche que le déplacement soit considérable, et il arrive souvent que le bourrelet fibreux contribue au non déplacement qui ne se manifeste que quelques jours après ; cela se voit quand les fragments offrent des aspérités qui les maintiennent.

Un autre genre de déplacement est celui en dehors : il est presque toujours constant.

Ambroise Paré, cependant, l'a remarqué en dedans, ainsi que J.-L. Petit.

Ces déplacements sont considérables quand la fracture a lieu hors de l'articulation, mais le sont peu quand elle a lieu en dedans. Il serait imprudent, pour s'en assurer, de faire des rotations qui pourraient nuire à la guérison de ces fractures qui n'offrent pas ou très-peu de crépitation.

La consolidation se fait en plus ou moins de temps. Dans certaines circonstances elle se fait au moyen d'une substance intermédiaire ; dans d'autres cas, la fracture étant très-près de la tête, on a vu cette tête s'atrophier ; enfin quelquefois on n'obtient aucune réunion et on voit les fragments s'user.

La réduction n'est pas difficile et s'obtient de la même manière que celle du corps de l'os.

Quant au traitement, nous allons de suite, sans parler des différents appareils imaginés par MM. Brun-ninghausen, A. Cooper et Guyot, Larrey, Boyer, etc., décrire ceux qui nous semblent les meilleurs, pour les fractures extra-capsulaire et intra-capsulaire.

1.º *Appareil de la fracture intra-capsulaire.* — La fracture intrà-capsulaire ne se réunissant jamais par un cal osseux, il est tout-à-fait inutile de soumettre les malades à une extension permanente, douloureuse. A. Cooper, contrairement à Dupuytren, ne retenait ses malades dans la position horizontale, le membre en demi-flexion sur un double plan incliné et la cuisse soumise à une extension continue, que pendant quinze ou vingt jours, pour combattre l'inflammation. Passé ce temps, il permettait au malade de se lever, le faisait asseoir d'abord sur une chaise élevée, puis marcher avec des béquilles, bientôt remplacées par un bâton. Enfin il marchait sans aucun appui et on corrigeait le raccourcissement du membre au moyen d'un soulier à talon plus ou moins élevé. (A. Vidal et S. Cooper.)

Dupuytren, qui n'admettait que le cal osseux, tenait le blessé pendant trois ou quatre mois sur le double plan incliné.

Du reste, sans admettre plutôt telle ou telle méthode, il faut, en tous cas, essayer de maintenir les fragments en contact aussi exactement que possible, et faire garder un repos absolu dans le but de favoriser tous les modes de traitement adoptés par les praticiens les plus recommandables.

2.° *Appareil de la fracture extrà-capsulaire.* — Contrairement à la précédente, la fracture extrà-capsulaire se consolide par un cal osseux. Le but que l'on se propose est donc de rétablir autant que possible les rapports des fragments et de les maintenir dans une immobilité complète pendant tout le temps nécessaire à la formation du cal. Dans ce cas, le déplacement est peu considérable et plutôt que de chercher à remédier au raccourcissement, il faut seulement s'opposer à la rotation.

Quant à l'appareil à employer, il suffit de l'appareil contentif dont on se sert dans la fracture du corps du fémur qu'on traite par la position rectiligne. Si le fragment inférieur tend à se développer en arrière, on combattra cette tendance en appliquant un coussin (A. Cooper) par-dessus les compresses immédiates et en le maintenant par le bandage à chefs. L'extrémité inférieure de l'attelle externe et la bandelette disposée en étrier s'opposent suffisamment à la rotation, et l'extrémité supérieure de la même attelle comprime en dehors les fragments.

Soixante à soixante et dix jours sont nécessaires pour la consolidation : encore faut-il ne pas quitter le lit avant la fin du troisième mois.

FRACTURES DE LA ROTULE.

La rotule est ordinairement fracturée transversalement, soit par l'action de corps extérieurs, soit par la contraction violente des muscles extenseurs.

Les fractures produites par l'action musculaire sont presque toujours simples ; celles qui sont le résultat d'une violence directe sont souvent compliquées de contusion, d'épanchement de synovie sanguinolente dans l'articulation du genou ; souvent même il y a plaie.

Le droit antérieur tend à entraîner en haut le fragment auquel il s'insère, et plus le genou est fléchi, plus le déplacement est considérable.

Quand la rotule est fracturée, le blessé ne peut pas avancer et s'il veut marcher il tombe.

La consolidation peut se faire par un cal osseux, mais on l'obtient rarement, le contact exact entre les fragments étant trop difficile à conserver. Dans les fractures longitudinales, il n'en est plus de même.

Les suites de cette fracture ne sont à craindre que pour la raideur qui reste quelquefois dans le genou. La fracture longitudinale est moins fâcheuse que la fracture transversale.

Quand ces fractures sont compliquées de plaie pénétrante, de coups de feu, elles sont très-dangereuses et nécessitent souvent l'amputation du membre.

Il faut, avant d'opérer la réduction, combattre le

gonflement qui survient toujours après cette fracture et qui ne disparaît guère avant le dixième jour.

De tous les appareils employés jusqu'aujourd'hui, nous devons préférer le plus simple et le plus commode, c'est-à-dire le bandage unissant des plaies en travers, celui qu'employait toujours Dupuytren. Il est bien entendu qu'il faut exercer une compression sur les muscles extenseurs de la jambe, assez forte pour paralyser leur action.

Desault, A. Cooper, Boyer ont imaginé des appareils auxquels nous devons préférer celui dont nous venons de parler, 1.° à cause de sa simplicité, 2.° parce que sur un champ de bataille on a toujours une bande à sa disposition, quand tout autre appareil peut manquer.

Quant aux fractures longitudinales, le repos et la position nécessaires suffisent presque toujours. Le bandage unissant des plaies longitudinales serait d'un bon usage si l'on avait toujours à sa disposition deux petits coussins pour le renforcer. On pourrait, il est vrai, se servir de compresses graduées que l'on maintiendrait dans la position convenable avec un bandage roulé ou mieux encore en 8 de chiffre.

Que la fracture soit transversale ou longitudinale, il faut de bonne heure imprimer des mouvements passifs au genou.

FRACTURES DE LA JAMBE.

Au premier aspect, la jambe paraît avoir la même

13

conformation que l'avant-bras : formée de deux os séparés par un espace rempli par des muscles.

Mais les deux os qui forment la jambe ne se comportent pas comme l'avant-bras. Le tibia seul s'articule avec le fémur, et le péroné ne semble que donner attache à des muscles. Inférieurement il s'étend plus bas, forme la malléole externe et donne la solidité au pied.

Comme dans l'avant-bras nous diviserons ces fractures en celles qui rompent les deux os et celles qui les fracturent en particulier.

1.º *Les deux os ensemble.* — Ces deux os ne se fracturent pas toujours au même point : le péroné ordinairement est fracturé plus bas.

Quand la fracture simultanée a lieu, le tibia est fracturé obliquement, presque toujours de bas en haut et d'arrière en avant ou de dedans en dehors. Elle peut cependant être transversale chez les jeunes sujets, quand elle a lieu en haut. Celle du péroné est toujours plus ou moins oblique.

La fracture du tibia en long est presque impossible.

Ces fractures peuvent être compliquées de contusion, plaies, etc.

Les causes sont ordinairement : une chute sur le pied ; alors la cause agit directement en augmentant la courbure des os. Il n'y a pas, du moins je le crois, d'exemple de fracture par l'action musculaire.

Un coup peut fracturer le tibia d'abord, le péroné ensuite ; ou bien les fracturer ensemble, du même

coup. Dans le cas de chute sur les pieds, la fracture est oblique et le déplacement varie selon le lieu,
la chute. Ce dernier ne s'observe guére que suivant
l'épaisseur de l'os ; cependant les quatre déplacements peuvent s'observer. Ainsi le poids du corps porte
le fragment supérieur en bas, l'inférieur en haut ; le
poids du pied fait tourner le fragment en dehors. Quant
au déplacement suivant la longueur, il ne peut guére
se faire à cause des muscles qui retiennent les fragments.
Cependant quand la chute est forte, les fragments
peuvent percer la peau, les vêtements, etc.

Le diagnostic est facile ; le membre est difforme et
on reconnaît le déplacement en passant la main sur
la crête du tibia. La crépitation ne laisse aucun doute.

La réduction est facile ; on la fait par l'extension
et la contre-extension. On reconnait qu'elle est faite
quand le fragment inférieur répond au supérieur et
que le gros orteil est vis-à-vis le genou.

Quant à l'appareil, il se compose : 1.º d'un simple
oreiller sur lequel repose le membre ; il doit former un
plan légèrement ascendant du genou au pied ; 2.º de
compresses immédiates, des bandages à chefs qui vont
du pied à la partie supérieure de la jambe ; 3.º de deux
attelles latérales qui vont du genou au-delà du pied, et
qui sont roulées dans les bords du fanon ; 4.º de pail-
lassons de balles d'avoine que l'on place entre les attelles
et le membre et auxquels il faut avoir soin de donner
la forme des vides qu'ils doivent remplir ; 5.º d'un

troisième paillasson que l'on place sur la face antérieure du membre. Tout cet appareil est maintenu par
plusieurs rubans de fil noués sur l'attelle externe. La
bandelette en étrier, dont il a déjà été parlé, tient la
pointe du pied relevée.

Après avoir préparé cet appareil, on porte le malade
sur le lit et on procède à la réduction. Pour cela, l'aide
chargé de la contre-extension met ses mains au-dessous
du genou et un autre aide fait l'extension comme dans
la fracture de la cuisse. Le chirurgien alors opère la
réduction et applique l'appareil.

Quelquefois le fragment sort de la peau et alors la
réduction est difficile. Il faut pratiquer des incisions
et si l'on ne parvient pas à réduire, réséquer le bout
de l'os.

L'appareil doit être surveillé et levé à fond tous les
sept ou huit jours.

Les malades souffrent ordinairement beaucoup du
talon : il faut alors faire sur le coussin un enfoncement
pour le loger sans le laisser trop bas.

Quarante ou quarante-cinq jours suffisent pour la
consolidation : alors on se contente d'un bandage roulé.

2.° *Tibia.* — Dans certaines circonstances, on a remarqué que le tibia se fracturait seul et que le péroné
résistait. On a cru que c'était par son élasticité. Quand
le tibia est fracturé seul, la fracture est transversale
et il n'y a pas de déplacement, le péroné lui servant
d'appui. Dans ce cas le malade peut quelquefois marcher,

mais on reconnaît la fracture à la douleur que ressent le blessé, etc.

Le traitement est le même et un bandage roulé est souvent suffisant.

3.º *Péroné.* — La fracture isolée du péroné est plus grave et plus rare (1). Cet os peut être fracturé par un corps qui le frappe ; mais il est difficile de comprendre comment cette fracture arrive dans une chute.

Le mécanisme de cette fracture a été peu connu jusqu'à Pott ; mais depuis, Dupuytren a parfaitement bien traité cette question. Supposons le pied dans deux positions : 1.º dans l'adduction ; 2.º dans l'abduction. Dans le premier cas le pied faisant effort pour sortir de la malléole interne, le calcanéum agit de bas en haut et de dedans en dehors sur la malléole péronnière ; et comme le péroné est retenu par la tête du tibia et ne peut se déplacer, il se brise ordinairement au-dessus de la malléole (fig. 19).

Dans le cas d'abduction, c'est l'astragale qui presse le pied en dehors et la même fracture a lieu.

Cette fracture peut avoir lieu vers le milieu ou vers les extrémités, est assez difficile à reconnaître par l'exploration et accompagne fréquemment les entorses et les luxations du pied.

L'appareil est toujours le même, excepté que l'attelle

(1) D'après Dupuytren, cette fracture est plus fréquente que celle du tibia, et est à toutes les autres fractures de la jambe dans les rapports de 1 à 5.

externe doit être plus épaisse et plus garnie pour porter le pied en dedans.

L'attelle interne ne doit pas aller plus loin que la malléole.

Dans les cas où cette fracture a été méconnue, les os s'enflamment, la gangrène survient et souvent cela entraîne la perte du membre. Ainsi donc dans les cas d'entorse et de luxation, il faut s'assurer de l'état du péroné pour éviter les accidents dont nous venons de parler.

FRACTURES DU PIED.

Les fractures du pied sont rares et presque toujours produites par une cause directe et violente. Elles sont, en général, multiples, comminutives, compliquées de contusions et de plaies plus graves que la fracture elle-même. Les fractures des os du pied, sauf le calcanéum, n'exigent pas d'appareils spéciaux : des ablutions froides et le repos les guérissent ordinairement en quarante ou quarante-cinq jours, quand il n'y a pas toutefois plaie ou contusion.

Fractures du calcanéum. — Ces fractures sont très-rares et ne s'observent qu'à la suite de coups de feu, ou occasionnées par une roue de voiture et surtout une chute sur le talon. Cependant elles sont plus souvent produites par la contraction violente des muscles du mollet, dans une chute sur la pointe du pied, celui-ci étant fortement étendu, ainsi que la jambe et la cuisse.

Elles peuvent encore avoir lieu par l'effort produit pour s'élever sur la pointe des pieds ou se détacher du sol en sautant.

De là deux variétés : 1.º fracture par arrachement ; 2.º fracture par écrasement.

1.º Cette première fracture a son siége entre l'articulation calcanéo-astragalienne, et l'extrémité postérieure du calcanéum ; elle est à peu près perpendiculaire à l'axe de cet os. Le fragment postérieur se déplace ; il est entraîné en haut par le soléaire et les jumeaux. Le déplacement du reste n'est pas très-étendu. Cette fracture guérit en trente ou quarante jours.

Le meilleur appareil à employer est celui de Boyer, qui consiste en une attelle légèrement courbée en dedans, que l'on applique sur la face antérieure de la jambe et que l'on fixe par son extrémité supérieure au haut de la jambe, et par l'inférieure au pied. Toutefois ce bandage un peu modifié n'en est que meilleur : il est bon de continuer les tours de bande depuis le bas jusqu'en haut, et par cette compression on diminue l'action des muscles du mollet.

2.º La fracture par écrasement, comme nous l'avons déjà dit, est occasionnée par un coup de feu, une roue de voiture ou une chute sur le talon. En effet, le calcanéum étant un os très-spongieux ne peut résister à de tels chocs, et est, littéralement parlant, écrasé.

Le diagnostic de cette fracture est très-difficile, et d'après Dupuytren, l'élargissement du talon et l'affaissement de la voûte plantaire sont les signes les plus certains, quand le gonflement, toutefois, n'empêche pas de la saisir.

M. Malgaigne, dans l'article inséré dans le *Journal de Chirurgie,* conseille de ne s'occuper que de l'inflammation et de s'abstenir de toute réduction. Un bandage dextriné autour du pied est le meilleur appareil et c'est celui que nous conseillons d'employer, après avoir cependant placé des compresses en dehors, en dedans, sur le dos et sur la plante des pieds. Deux attelles latérales, peuvent remplacer le bandage dextriné.

DES HERNIES (1).

On donne généralement le nom de hernie aux tumeurs formées par le déplacement de quelques parties molles.

Les parties susceptibles de se déplacer pour former hernie, sont les muscles, les membranes et les viscères.

Nous nous bornerons dans cet article à parler des hernies abdominales à cause de leur fréquence.

Les différences de ces hernies se tirent : 1.º de la région qu'elles occupent ; 2.º de l'ouverture naturelle qui a livré passage aux organes, ou près de laquelle ces dernières paraissent, et des organes contenus dans la tumeur herniaire.

Ainsi, elles sont *diaphragmatiques,* lorsqu'elles

(1) Cet article est en partie tiré de l'ouvrage de M. le D.ʳ Legouas.

existent à la partie supérieure de l'abdomen, formée par le diaphragme ; *périnéales*, quand elles sont situées à la paroi inférieure, où répond le périnée ; *anomales* ou *ventrales*, quand elles occupent les parois antérieures et latérales ; *lombaires*, quand on les rencontre en arrière, dans la région des lombes ; *ombilicales* ou *exomphales*, si elles occupent l'ombilic ou son voisinage.

La hernie qui se manifeste vis-à-vis le pubis est appelée *inguinale*. Celle qui paraît au creux de l'aine a reçu le nom de *crurale*, etc., etc.

On appelle *entérocèle*, la hernie formée par l'intestin, *épiplocèle*, celle qui est due à l'épiploon, et *entéro-épiplocèle*, celle qui est composée de l'intestin et de l'épiploon réunis. Quand ces hernies existent à l'ombilic, on les nomme *entéromphale*, *épiplomphale* et *entéro-épiplomphale*.

De plus, les hernies sont *récentes* ou *anciennes*, *simples*, *composées* ou *compliquées*, *congénitales* ou *accidentelles*.

Les fortes pressions exercées sur le ventre, les coups, les chutes, la toux, les cris continuels, les secousses violentes du corps et l'inspiration forcée et soutenue dans les grands efforts sont autant de causes qui déterminent les hernies.

Il entre dans la composition d'une tumeur herniaire des parties contenues et des parties contenantes : les premières sont les différents organes dont nous avons

parlé plus haut; les secondes comprennent le sac herniaire qui est en dedans et la peau qui est en dehors.

Quand les organes qui font hernie ne sont pas com-
primés dans le sac, que l'on peut facilement les faire
rentrer dans la cavité abdominale, on dit que la hernie
est *réductible;* quand on ne peut pas les faire rentrer,
soit qu'ils aient contracté des adhérences, soit qu'ils
soient trop volumineux, on dit que la hernie est *irréductible.*

La réduction des hernies s'obtient par la *situation*
et par le *taxis :* 1.º la situation que l'on fait prendre
au malade est celle-ci : il est couché sur le dos, la tête
fléchie sur la poitrine, le bassin élevé, les cuisses flé-
chies sur ce dernier et les jambes sur les cuisses ; 2.º
le taxis s'exécute de la manière suivante : une des mains
investit la tumeur par tous les points de sa base et la
repousse doucement, en suivant la direction de l'axe
et de l'ouverture qui a donné passage aux parties, tandis
qu'avec l'autre main, placée près de cette ouverture,
on retient tout ce que la première a fait rentrer dans
l'abdomen.

Quant au bandage à employer pour contenir une
hernie, il faut toujours faire usage du brayer. La force
élastique du ressort d'acier qui entre dans sa composition, doit être nécessairement relative à l'âge, à la
constitution, à la profession du sujet, au volume de
la hernie et aux organes qui la forment.

Les causes qui rendent une hernie irréductible sont

les adhérences, le volume, l'ancienneté, l'étranglement. Ce dernier cas arrive toutes les fois qu'il y a dis-
proportion entre le diamètre de l'ouverture et le volume
des parties qui y sont engagées.

Cet étranglement a lieu , 1.º avec *inflammation ;* 2.º
avec *engouement de matières.*

Les signes de la première espèce d'étranglement sont :
la rougeur, la sensibilité et la résistance de la tumeur ;
la constipation, le hoquet et les vomissements. Bientôt
l'inflammation apparaît suivie de près par la gangrène,
et si on ne peut arrêter cette marche funeste et rapide
par les bains, les saignées, il faut au plus tôt pratiquer
l'opération.

L'étranglement par engouement se rencontre ordinairement dans les hernies anciennes et non réduites ;
il est causé, 1.º par l'accumulation des matières ; 2.º
par des gaz raréfiés que retiennent des matières en-
durcies ; 3.º par des corps étrangers qui se sont arrêtés
dans la portion intestinale déplacée ; 4.º par la torsion
ou les adhérences vicieuses qu'ont éprouvées les parties
contenues dans la hernie.

Ces deux espèces d'étranglement nécessitent presque
toujours l'opération. Nous allons donc étudier le mode
d'opération qu'il est convenable de suivre.

Cette opération (1), assez simple en théorie, est en
pratique une des plus difficiles de la chirurgie.

(1) J'ai vu pratiquer cette opération, avec un plein succès , chez
une femme de 68 ans, par **M.** Hénot , chirurgien en chef, premier
professeur à l'hôpital militaire de Metz,

Avant de la pratiquer, il faut préparer un appareil ainsi composé : 1.º quatre bistouris : un à tranchant convexe ordinaire ; un autre droit, pointu ; un troisième droit, boutonné et à lame étroite ; un quatrième concave sur le tranchant. Ce dernier bistouri sert précisément pour le débridement. 2.º De forts ciseaux droits à pointe mousse et des ciseaux courbes sur le plat ; 3.º des pinces à disséquer, d'autres à torsion, des aiguilles, deux vases avec de l'eau tiède et des éponges, des fils cirés ; 4.º une sonde cannelée d'argent, mousse et flexible, quoique forte, sans cul-de-sac.

L'appareil à pansement se compose : d'un linge troué enduit de cérat, de largeur proportionnée à la grandeur de la plaie ; de compresses longuettes, de boulettes de charpie ou de la charpie brute, d'une bande de 10 mètres de long.

Position du malade, du chirurgien et des aides. — Il faut opérer sur un lit assez dur, de hauteur convenable, ou mieux sur une table garnie de matelas et d'alézes. 1.º Le malade est couché en supination sur le bord de manière que ses deux cuisses restent en dehors et puissent être soutenues par deux aides, ou posées sur deux chaises ; 2.º le chirurgien se place ordinairement du côté de la hernie et le côté correspondant à la hernie doit être approché le plus possible du bord du lit. Un aide fixe la tête du malade, deux autres le tronc et les bras, deux autres les membres inférieurs. Un aide se tient à l'appareil pour présenter à l'opérateur les instruments dont il aura besoin.

Manuel opératoire. — Le manuel opératoire se compose de trois temps.

1.º Dans le premier temps, on fait l'incision des téguments, soit sur un pli fait à la peau, soit comme une incision de dehors en dedans. Elle doit avoir une étendue telle qu'elle dépasse un peu le niveau de l'ouverture par laquelle le déplacement s'est opéré, et qu'elle s'étende d'une autre part jusqu'au bas de la tumeur. Cette incision doit correspondre à la partie moyenne de la tumeur. Si elle n'était pas prolongée assez haut, on pourrait éprouver des difficultés dans le débridement ; si, d'un autre côté, l'incision ne descendait pas assez bas, le pus pourrait s'arrêter dans cette espèce de poche et mettre obstacle à la cicatrisation.

2.º Dans le second temps, on découvre et incise le sac. Pour ne pas commettre d'imprudence, il vaut mieux se servir d'une pince et enlever les lames au fur et à mesure qu'elles se présentent, en dédolant avec le bistouri, et continuer jusqu'à ce que le sac soit à découvert. Alors on introduit la sonde dans cette ouverture, et avec un bistouri droit, on incise avec sûreté.

On reconnaît dans la dissection qu'on est arrivé au sac, à la transparence qui laisse presque toujours distinguer la couleur rouge foncé et presque noire de l'intestin. Une fois arrivé sur le sac, on le saisit légèrement avec la pince à dissection et en le soulevant on le coupe en dédolant. Arrivé à ce point de l'opération, on introduit dans le sac par l'ouverture, une sonde cannelée, et comme nous l'avons déjà dit, l'incision se fait avec la plus grande sûreté (Fabre).

3.° Le troisième temps consiste à faire le débridement. Souvent, il n'est pas nécessaire; mais quand on rencontre la moindre résistance, il ne faut pas hésiter.

Comme il n'entre pas dans notre cadre de décrire les différentes méthodes qui ont été tour à tour préconisées, nous allons parler seulement du mode d'opération qui nous a paru réunir les meilleures conditions de réussite.

Si après avoir pratiqué l'ouverture du sac, on se sert de la sonde cannelée pour conduire le bistouri, on la courbe un peu vers son extrémité pour la rendre concave du côté de sa cannelure, afin qu'elle s'applique exactement contre le péritoine. On déprime l'intestin contre le dos de la main gauche; on prend la sonde de la main droite et on l'enfonce entre l'intestin et le col du sac dans l'endroit où l'on veut faire le débridement. La sonde introduite à la profondeur d'environ trois ou quatre centimètres et placée dans le lieu convenable, on abaisse sa plaque pour appliquer fortement sa cannelure contre le péritoine. Quelquefois, il arrive que l'intestin se relève de chaque côté de la sonde; alors, un aide applique les deux doigts indicateurs sur les côtés de la sonde, pour le déprimer. Alors le chirurgien, combinant les mouvements de sa main droite qui tient le manche du bistouri, avec ceux de la main gauche qui conduit la sonde, presse sur l'anneau jusqu'à ce que celui-ci cède et soit décidément tranché. (Velpeau).

4.° Dans le quatrième temps on fait la réduction. Quand on aura pratiqué le débridement d'une manière convenable, on retirera doucement une plus grande portion au-dehors et on en fera ensuite la réduction en repoussant l'intestin de bas en haut et en sens contraire de la direction qu'il a suivi en sortant, avec les doigts indicateurs des deux mains portés alternativement, afin que le premier contienne la portion déjà rentrée et l'empêche de presser contre celle que l'on cherche à réduire avec le deuxième.

Quelquefois, comme j'ai été à même d'en juger une fois, on trouve l'intestin d'un rouge foncé et souvent livide. Il n'en faut pas moins faire la réduction.

Dans le cas où la tumeur était déjà irréductible, il faut s'arrêter là et panser la plaie simplement, comme toutes les plaies de ce genre.

Aussitôt que l'intestin est réduit, il faut de suite porter le doigt indicateur dans l'ouverture, le faire pénétrer dans le ventre et lui faire parcourir le pourtour de l'anneau, afin de s'assurer si l'intestin est tout à fait rentré dans la cavité abdominale, ou s'il n'a pas suivi une fausse route.

Ordinairement on panse la plaie comme les plaies qui doivent suppurer; ainsi, on la couvre d'un linge fenêtré enduit de cérat, et par-dessus de la charpie brute et des compresses longuettes. J'ai vu employer avec succès la réunion par première intention.

Pour ce pansement, il faut mettre le malade dans une position convenable, afin d'empêcher les intestins de ressortir. Ensuite, on le couche d'une manière horizontale, avec le bassin relevé : la diète est nécessaire; des boissons acidulées, etc. Au bout de quelques heures, s'il n'y a pas de selles, il est bon d'administrer un lavement émollient, quelquefois même un léger purgatif, etc.

Notre but n'étant pas de faire de ce petit manuel un traité complet des différentes affections qui y sont traitées, nous ne parlerons pas ici de la *hernie avec gangrène*, de l'*entéro-péritonite* qui se manifestent assez souvent à la suite des hernies étranglées ou des autres cas qui se présentent quelquefois en pareilles circonstances.

DES SUTURES.

On appelle en général *suture*, tout moyen employé pour obtenir la réunion des bords d'une plaie.

De tous les moyens qui ont été employés jusqu'ici, on n'a conservé que : 1° la *suture sèche*; 2.° la *suture entortillée*; 3.° la *suture enchevillée*; 4.° la *suture entrecoupée*; 5.° la *suture à anse*.

1.° *Suture sèche.* — De tous les procédés connus pour l'application de la suture sèche, celui de M. Gama est sans contredit le meilleur. Il consiste en des bandelettes larges de deux centimètres au moins, et de longueur telle qu'elles puissent faire deux fois le tour du membre ou du tronc. On roule ces bandelettes à

deux globes *sur leur côté non apprêté*. On place le
plein des deux rouleaux sur le point opposé à la plaie,
en lui faisant faire le tour de la partie ; de cette façon
les bords sont fortement rapprochés, et on fait faire à
la bandelette un second tour. Ce procédé, nous venons
de le dire, est le meilleur et n'expose pas au décolle-
ment et au relâchement des bandelettes.

Il est bon, quand on a plusieurs bandelettes à appliquer de commencer par celle du milieu.

2.° *Suture entortillée.* — La suture entortillée est
la plus simple des sutures employées en chirurgie et
en même temps celle qui présente le plus d'avantages.

Elle consiste à rapprocher et à fixer les bords d'une
plaie à l'aide d'aiguilles ou d'épingles qu'on laisse en
permanence dans les chairs et qu'on fixe à l'aide de
fils entortillées en 8 de chiffre.

La lèvre droite de la plaie étant saisie avec les doigts
de la main gauche, l'opérateur enfonce l'aiguille pré-
parée *de dehors en dedans*, la fait paraître à l'intérieur
de la blessure, continue de la pousser vers l'autre lèvre
qu'il saisit à son tour, et traverse *de dedans en dehors*
de manière que l'aiguille en sorte à la même distance
sur la peau. Aussitôt on embrasse cette aiguille dans
une anse de fil qui passe au-dessous de sa tête et de sa
pointe, en même temps qu'elle croise le devant de la
plaie et tend à en pousser les deux extrémités l'une
contre l'autre. On fait sur cette aiguille plusieurs 8 de
chiffre et on agit de même pour les autres sutures, en

14

ayant soin de placer sous chaque aiguille un petit rouleau de diachylon qui l'empêche de blesser-les téguments.

3.º *Suture enchevillée.* — La suture enchevillée se
fait en appliquant deux, trois ou quatre points; et alors
quand les ligatures ont été posées, on place un rouleau
de diachylon le long de chaque côté de la plaie; et
comme chaque ligature doit être à fil double, un des
rouleaux se trouve engagé dans l'anse des ligatures,
tandis qu'on les tire toutes de l'autre côté, jusqu'à ce
que le rouleau appuie fortement sur la partie. Après
ce premier temps, on applique le deuxième rouleau et
l'on fait sur lui les nœuds de chaque ligature en exerçant une pression assez forte. Cette suture a l'avantage
d'exercer une pression égale sur tous les points que
tendent à rapprocher les fils, d'être très-solide et de ne
pas déchirer facilement les parties.

4.º *Suture entrecoupée.* — Pour exécuter cette suture à points séparés, il faut autant de rubans de fil
simples, doubles ou triples, bien cirés, que l'on veut
placer de points de suture, puis un certain nombre
d'aiguilles courbes.

Quand la plaie est prête à être réunie, on prend
l'aiguille de la main droite et, plaçant le pouce sur la
face concave, et deux doigts sur la face convexe,
vers le milieu de sa longueur, on la plonge à quelque
distance de la plaie dans l'épaisseur des chairs, de
manière que sa pointe approche du fond de cette plaie.

Quand on pense qu'elle y est parvenue, on fait faire
à l'aiguille une sorte de bascule, pour qu'elle traverse
le bord opposé de la plaie de dedans en dehors, et
vienne sortir vis-à-vis le lieu où elle est entrée et à une
distance égale. On agit de même pour chaque aiguille
que l'on veut appliquer. Quand toutes les aiguilles sont
placées, on couvre la plaie avec un plumasseau enduit
de cérat sur lequel on noue les fils, mais assez largement, pour ne pas déchirer les chairs.

5.º *Suture à anse.* — Cette suture a été imaginée
par **Le Dran**, pour le cas d'entéroraphie surtout (Velpeau), ce procédé consiste à réunir en un seul cordon
tous les fils et à les retenir sans les nouer.

Ce procédé présente bien des désavantages, surtout
le plissement de la partie cousue. On ne peut donc
guère se servir de cette suture que lorsqu'un fil suffit
ou quand on peut les retenir séparément en dehors.

DES LIGATURES DES ARTÈRES.

On appelle ligature tout lien qui sert à arrêter le
cours du sang dans les artères, ou en général dans les
vaisseaux qui le contiennent.

Comme notre intention n'est pas de décrire tous les
procédés qui ont été mis en usage pour poser les ligatures, nous passerons sous silence l'étude 1.º des *ligatures médiates;* 2.º des *ligatures d'attente;* 3.º des
ligatures graduées: pour ne nous occuper que des

ligatures immédiates et permanentes qui sont à peu près les seules employées de nos jours.

Une ligature, quel que soit le lieu où elle est appliquée, agit toujours de même : nous savons déjà que la ligature divise les membranes interne et moyenne, et mortifie la portion de la membrane externe qui est en contact avec elle. La cicatrisation qui s'est faite, est analogue à celle que l'on observe dans les plaies par incision; mais comme elle ne serait pas assez forte pour résister à l'impulsion du sang, il se forme, entre la ligature et les artères collatérales les plus voisines, un bouchon de coagulum, si je puis m'exprimer ainsi, qui renforce la cicatrice récente de l'artère et l'aide à résister au sang qui tend à se frayer un passage. Ce coagulum, toutefois, n'a qu'une durée très-limitée, et la portion de l'artère où il se trouvait se contracte peu à peu, pour ressembler à la fin à un simple cordon de nature ligamenteuse.

Application d'une ligature. — Avant de procéder à l'application d'une ligature, il faut reconnaître quelle est l'artère qu'on va lier et à quelle place on fera cette opération. Alors on fera à la peau et jusqu'à la profondeur voulue, une incision d'une dimension plus ou moins grande, au fond de laquelle on cherchera l'artère.

Arrivé à cet instant de l'opération, il reste à faire trois choses bien distinctes : 1.º saisir l'artère; 2.º l'isoler; 3.º la lier.

Souvent il arrive que le chirurgien, au moment où

il croit saisir l'artère, s'égare et ne sait où il doit la chercher. Il faut alors s'appuyer sur les notions anatomiques que l'on doit avoir, reconnaître les différents organes que l'on a sous les yeux et qui ne peuvent manquer de vous remettre dans la bonne voie. Une fois arrivé sur l'artère, il faut :

1.° La saisir, et à l'aide d'une sonde cannelée, diviser sa gaîne.

2.° Une fois l'artère mise à nu, on passe sous elle un instrument. Quand l'instrument est bien en place, on soulève légèrement l'artère pour s'assurer qu'il n'y a pas d'autres parties engagées avec elle. Dans le cas où il y en aurait, il faut, au moyen d'une sonde cannelée, isoler l'artère, la saisir seule et retirer l'instrument qui a été posé le premier.

3.° Alors on passe la ligature et après s'être assuré que l'artère est bien prise, on la lie et on traite la plaie comme les plaies simples par incision.

Comme il n'entre pas dans notre plan de faire connaître dans ce petit manuel les procédés usités pour la ligature de toutes les artères, nous nous bornerons à passer en revue les cas qui peuvent se présenter le plus souvent et qu'il faut absolument connaître pour ne pas être souvent embarrassé, sur un champ de bataille, par exemple.

1.° DES ARTÈRES CAROTIDES PRIMITIVES.

Elles sont situées sur les parties antérieure et latérales

du cou, et s'étendent depuis la crosse de l'aorte jusqu'à la partie supérieure du larynx. Elles ne fournissent aucune branche dans leur trajet et se partagent, au niveau du bord supérieur du cartilage thyroïde, en artères carotides externe et interne. Elles sont en rapport, 1.º en devant avec les muscles sterno-cléido-mastoïdien, sterno-hyoïdien, thyro-hyoïdien et omopla-hyoïdien; 2.º en arrière, avec la colonne vertébrale, les artères thyroïdiennes inférieures, les muscles longs du cou et les grands droits antérieurs de la tête; 3.º en dedans, avec la trachée-artère, le corps thyroïde, le larynx et le pharynx; 4.º en dehors, avec les veines jugulaires internes, les nerfs pneumo-gastriques et le nerf grand sympathique. (A. L. J. Bayle.)

Pour appliquer cette ligature, le malade ayant la tête renversée en arrière et un peu du côté opposé, le menton relevé, on pratique le long du bord interne du sterno-mastoïdien, une incision de huit centimètres qui ne doit d'abord intéresser que la peau. Ensuite on divise le peausier, en évitant de trancher quelques filets du plexus cervical, puis l'aponévrose. Alors la tête étant renversée dans la rectitude, on introduit le doigt indicateur dans la plaie pour se frayer passage, en ayant soin, comme toujours du reste, de ne pas déchirer les veines qui peuvent se rencontrer. Au fond de la plaie, en arrière et en dedans, on trouve l'artère carotide. Arrivé à ce temps de l'opération, il faut ouvrir avec précaution la gaîne, écarter la veine jugulaire et après avoir dénudé en dedans et en dehors l'artère carotide, passer l'instrument dessous pour y porter la ligature.

Si la ligature doit être appliquée à la partie inférieure de l'artère, il faut, suivant M. Sédillot, que l'incision tombe sur la ligne qui sépare les deux racines inférieures du sterno-mastoïdien ; on traverse toute l'épaisseur de ce muscle et on trouve la veine jugulaire qui masque l'artére ; on l'isole en incisant sa gaîne et on passe sous elle, d'arriére en avant, l'instrument qui porte la ligature.

2.º ARTÈRES CAROTIDES INTERNE ET EXTERNE.

A moins que de rencontrer au fond d'une plaie l'orifice du vaisseau blessé, il vaut mieux lier la carotide primitive que de s'exposer à une hémorragie consécutive, résultant du voisinage de la faciale et de la linguale, etc. (Sédillot.)

3.º TRONC BRACHIO-CÉPHALIQUE.

Cette ligature présentant d'assez grandes difficultés et la mort ayant toujours suivi cette opération (1), nous en passerons l'étude sous silence. Du reste, fût-elle de la plus grande simplicité, l'hémorragie qui suit toujours la lésion d'un tronc aussi volumineux, est si

(1) Cette ligature a été faite neuf fois et pas un des malades ne survécut.

effrayante que l'on n'a pas le temps de porter secours aux blessés.

Nous ne parlerons pas non plus de l'artère maxillaire externe, que l'on a rarement l'occasion de lier, et de l'artère linguale qui est rarement atteinte, vu sa position.

4.º Artère faciale.

Pour pratiquer cette ligature, il faut faire une incision sur le bord de la mâchoire, incision qui partira du bord antérieur du masséter et s'étendra jusqu'au triangulaire (5 à 6 centimètres). L'artère se trouve immédiatement au fond de la plaie et se lie par le procédé ordinaire.

5.º Artère temporale.

Faire une incision de deux ou trois centimètres, de haut en bas, entre le conduit auditif externe et l'articulation de la mâchoire. L'artère ici encore est au fond de la plaie, entourée d'une couche de graisse, qu'il faut enlever.

6.º Artère sous-clavière.

L'artère sous-clavière est située aux parties supérieure de la poitrine, inférieure et latérales du cou. Elle s'étend depuis la crosse de l'aorte jusqu'à la face supérieure de la première côte, dans l'intervalle des deux scalènes.

Il existe quelque différence dans les rapports qu'affectent les deux sous-clavières droite et gauche. La première est en rapport en devant et de dedans en dehors avec la clavicule, les muscles sterno-hyoïdien et sterno-thyroïdien, la veine sous-clavière correspondante, les nerfs pneumo-gastrique et phrénique droites ; en arrière, avec la colonne vertébrale et le muscle long du cou ; en dehors, un peu avec le sommet du poumon ; en dedans, avec l'artère carotide primitive droite. La deuxième est en rapport, en devant, avec le poumon, la veine sous-clavière, le pneumo-gastrique, la première côte, la clavicule et le sterno-thyroïdien ; en arrière, avec la colonne vertébrale et le muscle long du cou ; en dehors avec la plèvre ; en dedans, avec l'artère carotide primitive.

Plusieurs procédés ont été mis en usage pour la ligature de l'artère en question. Ainsi, elle a été liée en dedans des scalènes, entre les scalènes, en dehors des scalènes. Quelques praticiens ont appliqué cette ligature au moyen d'une incision perpendiculaire à la clavicule.

Nous nous arrêterons au mode opératoire le plus communément employé, celui qui consiste à pratiquer *une incision parallèle à la clavicule.*

Pour faire cette ligature, le malade étant couché sur un plan incliné, et l'épaule tirée en bas et un peu en arrière dans l'abduction, l'opérateur pratique au-dessus de la clavicule, et parallèlement à elle, une incision de 7 ou 8 centimètres. Dans le premier temps il faut simplement disséquer la peau et avoir le plus grand soin de ne pas blesser la veine jugulaire qui se dessine verticalement sous le peaucier, le long du bord postérieur du sterno-mastoïdien. Dans le second temps, il faut inciser l'aponévrose cervicale superficielle et le peaucier, puis isoler et tenir écartées les veines qu'il faut éviter. Après avoir incisé l'aponévrose de réflexion du scapulo-hyoïdien, on dénude un peu le bord inférieur de ce muscle, on le ramène en haut et en dehors et on cherche avec l'indicateur de la main gauche le tubercule de la première côte, au fond de la plaie, qui a été préalablement débarrassée de tous les vaisseaux et ganglions lymphatiques. L'artère se trouve au côté externe du tubercule que nous avons tout-à-l'heure recherché.

Une fois arrivé sur le vaisseau, on écarte tout le tissu cellulaire qui l'entoure, en ayant soin toutefois de se tenir en dedans des nerfs du plexus brachial. En dernier lieu, appliquer la ligature et agir comme pour toutes les ligatures en général.

7.º ARTÈRE AXILLAIRE.

Cette artère fait suite à la sous-clavière. Elle est située à la partie latérale et supérieure de la poitrine et dans le creux de l'aisselle. Elle s'étend depuis la première côte, dans l'intervalle des scalènes, jusqu'au bord inférieur du tendon du muscle grand dorsal. Elle est

en rapport : 1.° en devant, d'abord avec le peaucier, ensuite avec la clavicule et le muscle sous-clavier , plus
bas, avec les muscles grand et petit pectoraux , enfin,
avec le tendon du grand pectoral et les muscles coraco-
brachial et biceps ; 2.° en arrière, et de dedans en
dehors, avec le plexus brachial, l'intervalle qui sépare
les muscles grand dentelé et sous-scapulaire, et les
muscles grand rond et grand dorsal ; 3.° en bas, et
dans le même sens, avec la face supérieure de la
clavicule, le premier muscle intercostal externe, la
seconde côte, la digitation supérieure du grand dentelé ; 4.° en haut, et également de dedans en dehors,
avec la peau, le peaucier, la clavicule, le muscle sous-
clavier, la capsule scapulaire et le tendon des muscles
grand dorsal et grand rond.

Pratiquer la ligature de l'artère axillaire, est, on
ne peut se le dissimuler, une opération des plus difficiles. La meilleure preuve qu'on puisse en donner, c'est
que Desault, Dupuytren et tant d'autres ne parvinrent
pas à la faire sans commettre des erreurs plus ou moins
graves.

Nous laisserons de côté les procédés qui ont été tour
à tour préconisés, et nous ne nous occuperons que de
celui qui est ordinairement employé, surtout dans les
cas que l'on peut rencontrer à la guerre.

Ce procédé consiste à pratiquer une incision parallèle
à la clavicule, à 2 centimètres au-dessous et de 12
centimètres de longueur. Le point de départ est la

clavicule ; la veine axillaire sert de point de ralliement.
L'incision doit commencer vers l'extrémité sternale de
la clavicule et s'arrêter à la rencontre du grand pectoral
avec le deltoïde. Il faut sans crainte couper la peau, le
peaucier et le grand pectoral. Si l'opérateur craint de
blesser quelques vaisseaux, il doit remplacer le bistouri par la sonde. Avec son bec, il déchire la couche
graisseuse ou celluleuse de l'aponévrose coraco-cla-
viculaire, pendant qu'avec l'indicateur de la main
gauche, il déprime le bord supérieur du petit pectoral.
Alors apparaît la veine axillaire que nous avons prise
pour point de ralliement et quelquefois à sa place la
première branche du plexus brachial. Pour trouver
l'artère, on porte l'instrument sur le côté externe de
la veine que l'on repousse en dedans, en ayant le plus
grand soin de ne pas la lâcher. Alors par des mouvements imprimés à l'instrument on va chercher l'artère
au fond de la plaie, pour la lier, autant que possible,
au-dessus de l'origine des artères acromiale et tho-
racique.

<h2 style="text-align:center">8.ᵒ ARTÈRE BRACHIALE.</h2>

L'artère brachiale est la continuation de l'artère
axillaire. Elle est située à la face interne et antérieure
du bras ; s'étend depuis l'aisselle jusqu'à deux centimètres au-dessous du pli du bras. Elle est oblique
de haut en bas, de dedans en dehors et d'arrière en
avant. Elle est en rapport : 1.ᵒ en devant, et de haut

en bas, avec le coraco-brachial, l'aponévrose brachiale
et la peau ; ensuite, avec l'aponévrose inférieure du
biceps et la veine médiane basilique ; 2.º en arrière,
avec le triceps brachial et le brachial antérieur ; 3.º en
dedans, avec la veine brachiale, le nerf médian et la
peau ; 4.º en dehors, avec la face interne de l'humérus
et le bord interne des triceps.

Ordinairement on lie l'artère brachiale au tiers supérieur, à la partie moyenne et au pli du bras.

1.º *Au tiers supérieur et à la partie moyenne.* —
Le malade étant couché et le bras écarté du tronc, le
chirurgien, placé au côté externe du bras, fait avec un
bistouri droit, sur le trajet de l'artère, une incision
de 4 ou 5 centimètres. L'aponévrose doit être divisée
d'un seul coup et le premier objet que l'on rencontre
est le nerf médian. Un peu en arrière et en dedans
se trouve l'artère que l'on isole et sous laquelle on fait
passer l'instrument porteur de la ligature.

2.º *Au pli du bras.* — Pour pratiquer la ligature
de l'humérale au pli du coude, il faut que le bras
soit éloigné du tronc, étendu et dans la supination.
Le chirurgien, toujours placé en dehors du membre,
pratique une incision de 8 ou 9 centimètres qui part du
bord interne du biceps et se termine au milieu du pli
du coude. Un aide écarte les veines superficielles et
les ramifications du nerf cutané interne, tandis que
l'opérateur divise l'expansion aponévrotique du biceps.
Une fois cette dernière section faite, l'artère se trouve

à découvert et il n'y a plus qu'à faire passer l'instrument en partant du tendon du biceps.

9.° ARTÈRES DE L'AVANT-BRAS.

1.° *Artère cubitale.* Cette artère est située à la partie antérieure et interne de l'avant-bras, s'étend depuis le pli du bras jusqu'à la paume de la main, où elle forme l'arcade palmaire superficielle, après avoir passé sur le ligament annulaire antérieur du carpe et s'être courbée en dehors. Elle est en rapport: 1.° en devant, avec le nerf médian, les muscles grand pronateur, grand et petit palmaire, fléchisseur superficiel des doigts et cubital antérieur; en bas avec l'aponévrose et la peau; 2.° en arrière, et de haut en bas, avec les muscles brachial antérieur, fléchisseur profond des doigts et petit pronateur et avec le ligament annulaire antérieur du carpe; 3.° en dedans, avec le nerf cubital, le cubital antérieur, et inférieurement, avec l'os pisiforme; 4.° en dehors, avec le muscle fléchisseur des doigts.

Nous ne parlerons que de la ligature de cette artère au tiers supérieur et à la partie inférieure de l'avant-bras.

A. — *Au quart supérieur.* — Pour bien déterminer la position de l'artère cubitale sur ce point, il faut reconnaître le tendon du cubital antérieur, suivre ce muscle dans toute son étendue, et en faisant une incision de 8 à 9 centimètres près de son bord interne, on est certain que le premier interstice que l'on rencontre est celui qu'il faut attaquer. Au fond de cet interstice, en allant de dedans en dehors, on trouve d'abord le nerf cubital, puis l'artère dont il est question et qu'on lie suivant le procédé ordinaire.

B. — *A la partie inférieure de l'avant-bras.* — Il faut faire, à un centimètre et demi au-dessus de la saillie du pisiforme, une incision qui suive une ligne parallèle au tendon du cubital antérieur et un peu plus en dehors ; inciser l'aponévrose et quand les lèvres de la plaie sont écartées, on rencontre de dedans en dehors : 1.° le tendon du cubital antérieur, 2.° le nerf cubital, 3.° l'artère et 4.° le tendon du fléchisseur superficiel. Il ne reste plus qu'à isoler l'artère des deux veines qui l'accompagnent et à la lier.

2.° *Artère radiale.* — Cette artère est formée par la bifurcation de la brachiale, au-dessous du pli du bras et s'écarte à angle aigu de la cubitale. Elle est située à la partie antérieure et externe de l'avant-bras et s'étend depuis le pli du bras jusqu'à l'articulation radio-carpienne où elle se détourne en dehors, se porte dans l'intervalle des deux premiers os du métacarpe et de là, dans la paume de la main, où elle forme l'arcade palmaire profonde.

A l'avant-bras, l'artère radiale est en rapport, en devant, avec la veine radiale et le muscle grand supinateur ; en devant et en bas, avec la peau seulement ; en arrière avec la face antérieure du radius dont elle est séparée de haut en bas par le petit supinateur, le grand pronateur, le grand fléchisseur du pouce et le petit pronateur ; en dedans et de haut en bas, avec le grand pronateur, le grand palmaire et le fléchisseur superficiel des doigts ; en dehors, avec le grand supinateur.

Au poignet, elle est recouverte par les muscles grand abducteur et extenseurs du pouce, et appliquée sur la partie supérieure du premier os du métacarpe.

Dans la paume de la main elle se divise en deux branches, une externe et l'autre interne. Cette dernière, marche transversalement, en dedans jusqu'au doigt annulaire, en formant une courbure qui est *l'arcade palmaire profonde*. Celle-ci est recouverte par les tendons des fléchisseurs, des doigts et repose sur les extrémités des os du métacarpe.

Nous allons étudier la ligature de cette artère 1.° au tiers supérieur de l'avant-bras, 2.° près du poignet.

A. — *Au tiers supérieur de l'avant-bras.* — L'avant-bras étant dans la supination et la main légèrement fléchie sur le poignet, l'opérateur fait une incision de 5 à 6 centimètres sur le trajet de l'artère ; il divise la peau, incise l'aponévrose derrière laquelle se trouvent les fibres du grand supinateur, qu'il repousse en dehors ; derrière elles il rencontre l'artère entourée des deux veines qui l'accompagnent. La lier est le dernier temps de l'opération.

B. — *Près du poignet.* — Faire une incision longitudinale, de 6 centimètres, au côté externe de la face antérieure du radius, entre le long supinateur et le radial antérieur. Au fond de la plaie on trouve l'artère qu'il s'agit de lier.

10.° ARTÈRES ILIAQUES.

Rarement les vaisseaux iliaques sont blessés, à cause de leur profondeur. Aussi observe-t-on rarement des blessures de ces vaisseaux, et jamais du reste le chirurgien n'arrive à temps pour secourir le blessé.

Pour diagnostiquer la lésion de ces vaisseaux, il faut interroger la situation et la direction de la plaie, l'issue du sang en dehors et souvent même l'absence des pulsations de la fémorale, jointe à l'engorgement de la fosse iliaque qui se remplit de sang.

1.° *Les artères iliaques primitives* sont formées par la bifurcation de l'aorte, au niveau du corps de la quatrième vertèbre lombaire ou sur le fibro-cartilage intermédiaire à la quatrième et à la cinquième. Elles descendent, en s'écartant l'une de l'autre, jusqu'aux articulations sacro-iliaques, où elles se divisent chacune en artères iliaques interne et externe.

2.° *L'artère iliaque interne* s'enfonce presque verticalement dans l'excavation du bassin, au-devant de la symphise sacro-iliaque et se partage après un trajet très-court en un grand nombre de branches, distinguées en postérieures, antérieures, internes et externes.

3.° *L'artère iliaque externe* s'étend de la symphise sacro-iliaque jusqu'à l'arcade crurale où elle se continue sous le nom *d'artère fémorale*. Elle descend obliquement en dehors, le long de la partie interne et antérieure du muscle psoas, appliquée en arrière et en dedans sur la veine iliaque externe. Avant de traverser l'arcade crurale, elle donne deux branches : les artères épigastrique et circonflexe iliaque

ARTÈRES ILIAQUES EXTERNE, INTERNE ET PRIMITIVE.

Pour la ligature de ces artères, il faut dans tous les cas diviser les parois abdominales sur la partie supérieure de la région inguinale ; mais tant de procédés ont été imaginés, pour pratiquer cette première incision, qu'il nous est impossible de les rapporter tous. Nous nous bornerons donc au procédé qui, selon nous, offre le plus de garantie, celui d'A. Cooper, décrit par M. Hodgson. Faire une incision sémi-lunaire aux téguments dans le sens des fibres de l'aponévrose de l'oblique externe. Une des extrémités de cette incision se trouvera près l'épine de l'ilium, l'autre s'arrêtera un peu au-dessus du bord interne de l'anneau inguinal. L'aponévrose de l'oblique externe, étant mise à découvert, l'inciser dans le sens de la plaie extérieure. Le lambeau qui résulte de cette incision étant soulevé, on verra le cordon spermatique passant sous le bord de l'oblique externe et du transverse. L'ouverture de l'aponévrose qui tapisse la face interne du transverse et par laquelle passe le cordon spermatique, occupe le milieu de l'espace compris entre l'épine antérieure et supérieure de l'os des îles et la symphise pubienne. L'artère épigastrique passe au bord interne de cette ouverture, au-dessous de laquelle se trouve l'artère iliaque. Si donc l'on introduit le doigt sous le cordon spermatique, par cette ouverture faite au fascia, il se trouvera directement en contact avec l'artère au côté externe de laquelle est la veine iliaque externe. (Hodgson.)

Ce procédé est celui qu'employa A. Cooper pour la ligature de l'iliaque externe ; mais il peut très-bien être appliqué à la ligature de l'iliaque primitive, celle-ci n'étant située que très-peu au-dessus de la première, et à celle de l'iliaque interne qui est située un peu en dedans.

11.° ARTÈRE FÉMORALE.

Cette artère est située à la partie antérieure et interne de la cuisse, s'étend depuis le milieu de l'arcade crurale jusqu'à l'endroit où les deux tiers supérieurs du fémur s'unissent avec son tiers inférieur. Là, elle s'engage dans la gouttière aponévrotique du grand adducteur, et, prend, au-delà, le nom *d'artère poplitée.* Sa direction est oblique de haut en bas, de dehors en dedans et d'avant en arrière. Elle est en rapport : 1.° en devant, avec l'aponévrose crurale, les téguments, les glandes lymphatiques, inguinales, et inférieurement avec le muscle couturier ; 2.° en arrière, et de haut en bas avec le corps du pubis, le muscle pectiné et les muscles petit et moyen adducteurs ; 3.° en dehors, et dans le même sens, avec le nerf crural, le tendon des muscles psoas et iliaque, le muscle couturier et enfin la portion interne du triceps crural; 4.° en dedans, et toujours dans le même sens, avec la veine crurale, le muscle pectiné et les muscles premier adducteur et couturier.

Toutes les fois que l'on peut choisir le lieu où sera faite la ligature, il faut l'appliquer là où le couturier croise le premier adducteur. Pour cela, faire une incision de 8 centimètres, mettre à nu le bord interne du couturier, inciser l'aponévrose et porter le muscle en dehors. Alors on rencontre le faisceau vasculaire et nerveux dans les rapports suivants: 1.° le nerf en dehors et un peu en avant de l'artère; 2.° la veine en dedans et un peu en arrière. Porter la ligature entre les deux vaisseaux et agir comme à l'ordinaire.

Quant à lier l'artère fémorale au moment où elle va devenir poplitée, c'est une opération si difficile qu'il ne faut l'entreprendre que quand on ne peut pas faire autrement.

Dans ce cas ci, les rapports ne sont plus les mêmes; le nerf est plus antérieur à l'artère et la veine plus postérieure. Il faut isoler l'artère avec la plus grande attention et se servir du bistouri pour diviser la gaine qui contient ces vaisseaux.

12.° ARTÈRE POPLITÉE.

L'artère poplitée est située à la partie inférieure et postérieure de la cuisse, dans le creux du jarret et

à la partie supérieure et postérieure de la jambe. Elle
s'étend depuis le commencement du tiers inférieur de
la cuisse jusqu'à la fin du quart supérieur de la jambe,
où elle se termine en se divisant. Elle est en rapport :
1.° en arrière, avec le nerf sciatique, la veine poplitée
et le muscle demi-membraneux; ensuite avec une assez
grande quantité de graisse, et inférieurement avec les
muscles jumeaux plantaire grêle et soléaire; 2.° en
avant, et de haut en bas, avec le fémur, l'articulation
fémoro-tibiale et les muscles poplité et jambier postérieur; 3.° en dehors, avec le biceps, le condyle externe du fémur, les muscles jumeau externe, plantaire
grêle et soléaire; 4.° en dedans, avec le demi-membraneux, le nerf poplité interne et le jumeau interne.

Pour pratiquer la ligature de l'artère poplitée, le
malade étant couché sur le ventre, il faut, au milieu
du creux du jarret, un peu en dedans, faire une incision
profonde de 10 centimètres, et diriger ses recherches
du côté externe de la jambe. L'artère est le premier
objet que l'on rencontre. Toutefois, avant de la lier,
il faut l'isoler de la veine qui est immédiatement appliquée sur sa face postérieure.

15.° ARTÈRE TIBIALE ANTÉRIEURE.

Cette artère est située à la partie antérieure de la
jambe, se dirige en avant et traverse l'extrémité supérieure du jambier postérieur et du ligament interosseux;
elle descend ensuite obliquement à la partie antérieure

de la jambe et se glisse inférieurement sous le ligament
annulaire antérieur, du tarse, pour prendre le nom
d'artère pédieuse.

Elle est en rapport : 1.° en arrière, avec le ligament
interosseux, et tout-à-fait en bas, avec le tibia ; 2.° en
avant, avec les muscles jambier antérieur, extenseur
commun des orteils et extenseur propre du gros orteil ;
3.° en dedans, avec le jambier antérieur et le tibia ;
4.° en dehors, avec le nerf tibial antérieur et de haut
en bas, avec le péroné, les muscles long péronier la-
téral, extenseur commun des orteils et extenseur propre du gros orteil.

La ligature de cette artère est assez difficile à cause
de la profondeur à laquelle il faut aller la chercher.
Bien des procédés ont été donnés ; voici, du moins,
nous le croyons, le meilleur et le plus prompt.

Faire un peu au-dessus du milieu de la jambe, une
incision de 8 à 10 centimètres, partant à un centimètre
de la crête du tibia et faisant avec cet os un angle de
45 degrés. Cette incision doit être faite en deux temps :
1.° inciser la peau, 2.° l'aponévrose et les muscles qu'il
ne faut pas craindre d'entamer, l'artère étant située
profondément. Au fond de la plaie, se trouve l'artère,
unie intimement à deux veines ; l'instrument va chercher l'artère et souvent on ne peut la séparer des deux
veines, qu'après les avoir saisies ensemble et divisées,
au moyen d'une sonde cannelée ou de tout autre instrument mousse.

14.º ARTÈRE PÉDIEUSE.

L'artère pédieuse est située sur la face supérieure du pied, et s'étend depuis la fin de la tibiale antérieure jusqu'à l'extrémité postérieure du premier os du métatarse, où elle descend à la plante du pied, en traversant le muscle adducteur du second orteil.

Pour lier cette artère, on se sert, *comme point de départ*, du tendon de l'extenseur propre du premier orteil. Faire une incision d'environ 45 millimètres sur le coté externe de ce tendon et partant de l'extrémité postérieure du premier espace interosseux, et se dirigeant sur le milieu de l'articulation du pied avec la jambe. Inciser l'aponévrose, et chercher en dehors, le premier tendon du muscle pédieux, et l'artère est dessous.

15.º ARTÈRE TIBIALE POSTÉRIEURE.

Cette artère est située à la partie postérieure de la jambe et s'étend depuis la fin de la poplitée jusque sous la voûte du calcanéum. Elle descend entre les deux plans des muscles postérieurs de la jambe, et se termine sous la voûte du calcanéum, nous venons de le dire, en se divisant en deux branches, qui sont les *artères plantaires*. Elle est en rapport, en arrière et en haut, avec les muscles jumeaux et soléaire ; en arrière en dehors et en bas, avec le tendon d'Achille ; en devant et de haut et en bas, avec le jambier postérieur, le grand fléchisseur des orteils et la face postérieure du tibia ; en dehors avec le nerf poplité externe.

Pour faire la ligature de cette artère, il faut toujours prendre pour point de départ le bord interne du tibia et en incisant sur lui (au-dessous du quart supérieur), il est impossible de ne pas tomber sur l'artère, en la cherchant vers le péroné.

Que l'on fasse la ligature au-dessous du quart supérieur ou à la malléole, le manuel opératoire est le même et la marche à suivre ne varie pas. Mais il est bon, toutefois de pratiquer l'incision à une certaine distance du bord interne du tibia, l'artère se trouvant un peu en dedans de ce bord de l'os.

1.º *Au-dessous du quart supérieur de la jambe.* Le blessé étant couché, la jambe un peu fléchie et inclinée en dehors, faire une incision de 12 centimètres selon la direction du bord interne du tibia, inciser l'aponévrose et écarter le muscle jumeau ; inciser les fibres du soléaire à 1 centimètre du bord tibial ; saisir avec des pinces le plan fibreux profond et le percer pour arriver sur les vaisseaux qu'il recouvre ; passer dans cette ouverture une sonde cannelée, pour faire le débridement, et mettre à découvert l'artère, qu'on lie comme les autres artères.

2.º *A la malléole.* — Faire une incision au milieu de l'espace qui se trouve entre le tendon d'Achille et la malléole interne, diviser l'aponévrose et chercher le vaisseau du côté du tendon d'Achille, et le premier objet que l'on rencontre, c'est l'artère entre deux veines qui l'accompagnent.

16.° ARTÈRE PÉRONIÈRE.

L'artère péronière est située à la partie postérieure et profonde de la jambe, le long du bord et de la face interne du péroné. Elle s'étend depuis la fin de l'artère poplitée jusqu'auprès de la malléole externe. Elle est en rapport en arrière, avec les muscles soléaire et long fléchisseur du gros orteil; en devant et en haut, avec le jambier postérieur; en devant et en bas, avec le ligament interosseux.

Pour faire la ligature de cette artère, il faut prendre, *pour point de départ,* le bord postérieur du péroné et faire une incision de 9 centimètres, sur le point où le soléaire s'éloigne des jumeaux, et parallèle au bord de cet os; diviser l'aponévrose superficielle, la racine du soléaire, l'aponévrose profonde, et l'artère se trouve entre les fibres du long fléchisseur du gros orteil ou sur sa face postérieure et interne. (A. Vidal.)

AMPUTATIONS.

A une époque où la chirurgie était peu avancée, l'impéritie des chirurgiens était le premier obstacle aux opérations; aujourd'hui que les indications opératoires sont mieux saisies, bon nombre de blessés doivent la conservation de leurs jours au sacrifice d'un membre. Sur le champ de bataille plus que dans les hôpitaux, le pronostic doit être nettement senti : en effet, malgré les conditions de salubrité atmosphérique qui les entourent ordinairement, les malades trouvent des chances défavorables à leur guérison dans les voyages et les secousses de tous genres auxquels est exposée même la partie invalide d'une armée ; d'ailleurs l'enthousiasme du combat donne au patient une force morale qu'on verrait le plus souvent s'éteindre, si l'on temporisait.

Or, les cas qui rendent instantanément les amputations nécessaires sont les suivants :

1er *Quand un membre a été emporté par un boulet.* Alors, en effet, la surface du moignon est irrégulière, les extrémités osseuses sont inégales et brisées, les muscles pendants, et la peau insuffisante pour recouvrir les surfaces dénudées.

2.e *Quand l'artère principale d'un membre est divisée et l'os brisé comminutivement.* Cet accident détermine d'autant plus aisément la gangrène du membre, que les parties molles sont plus ou moins contuses.

3.e *Quand une articulation a été ouverte, et que les surfaces articulaires sont brisées.* Le malade succomberait presque infailliblement à l'intensité des phénomènes inflammatoires, ou à l'infection purulente ; au contraire, l'amputation rend la guérison très-probable.

4.e *Quand il y a luxation complète des grandes articulations, avec issue des fragments, déchirure des parties molles et extravasation sanguine.*

5.e *Quand un os a été, par l'effet d'un choc vio-*

*lent, brisé en éclats, avec désorganisation des tissus
mous, sans division de la peau, et que les vaisseaux et nerfs principaux sont compris dans cette
désorganisation.*

Dans tous ces cas, l'amputation doit être faite immédiatement, afin de substituer à une plaie grave,
dont on redoute les effets, une plaie beaucoup plus
simple et plus facile à guérir. Néanmoins, la stupeur
profonde, le délire nerveux, la volonté négative du
sujet, retardent nécessairement l'opération.

Lieu d'élection. — L'amputation peut être pratiquée
dans la continuité ou dans la contiguité des os : de là,
l'amputation proprement dite et la désarticulation. Une
blessure étant située au-dessous d'une articulation,
l'amputation sera pratiquée de préférence plus bas que
celle-ci, par conséquent dans la continuité des os ;
mais si le défaut d'espace défend d'opérer au-dessous
de l'article, faut-il porter son instrument au-dessus,
ou désarticuler? On choisira la désarticulation, si l'on
se rappelle : que les amputations sont d'autant moins
graves qu'elles sont plus éloignées du tronc ; que la
désarticulation, n'intéressant que les parties molles, est
beaucoup plus rapide ; enfin, que la plaie sera infiniment
moins irritée par l'extrémité articulaire d'un os, que
par l'extrémité anguleuse opérée par la scie. Toutefois,
il sera bon d'éviter les désarticulations fémoro-tibiale
et tibio-tarsienne, car, outre la difficulté de tailler des
lambeaux assez étendus et assez épais, on peut craindre

la mortification des ligaments et des tendons, l'inflammation des séreuses, et partant une suppuration inta-
rissable.

Soins préliminaires. — Tous les objets nécessaires
à l'opération seront préparés d'avance, savoir : 1.º le
compresseur ou le tourniquet, si l'aide n'ose se fier
à la force de ses doigts pour comprimer assez longtemps l'artère ; 2.º les couteaux et les bistouris, de
grandeur variable, entre lesquels l'opérateur choisira
suivant le volume des tissus à diviser ; 3.º les compresses
fendues ; 4.º les scies, une seule pourrait être insuffisante, pour cause d'accident ; 5.º les pinces et ligatures,
ces dernières composées de fils cirés, simples ou doubles,
en soie ou en chanvre ; 6.º les ciseaux, les éponges,
l'eau tiède et les alèzes ; 7.º l'appareil à pansements,
qui comprend les emplâtres agglutinatifs, les aiguilles
garnies de fil, du linge cératé, des compresses, des
plumasseaux, des bandes et des bandages appropriés.

Enfin les aides doivent être au nombre de quatre
pour les amputations, de trois pour les désarticulations ;
l'un d'eux, chargé de la compression, se rappellera
que, pour l'établir convenablement, il faut moins de
force que de justesse, jointe à une bonne direction ;
un deuxième aide, placé en dehors, relève les chairs,
et met tous ses soins à découvrir les parties profondes ;
le troisième, soutenant le membre à sa partie inférieure,
cherche à éviter l'éclat de l'os vers la fin de la section,
et l'arrêt de la scie entre les deux extrémités rappro-

chées. Enfin , le dernier présente les instruments ,
reprend ceux qui ont servi, et fait les ligatures.

Dans les désarticulations, les fonctions du quatrième
aide sont remplies par le chirurgien lui-même , qui
s'empare du membre et le dirige à son gré.

Le malade sera couché ou assis, suivant l'état de ses
forces et le siége de l'amputation. Au reste, il est difficile
d'établir, à cet égard une régle fixe: le chirurgien est
si souvent dénué de ressources sur le champ de bataille,
qu'il est obligé de recourir à des procédés ingénieux
qui découlent de sa bonne inspiration mieux que des
principes. Quant à la position de l'opérateur, elle
semble parfaitement indiquée par M. Malgaigne, telle
qu'il ait toujours sous la main gauche la partie du
membre qui correspond au tronc: ainsi, il se place en
dehors pour les membres droits, et en dedans pour les
membres gauches.

I. AMPUTATIONS DANS LA CONTINUITÉ DES MEMBRES.

Dans un manuel essentiellement pratique ne sau-
raient être rapportés les modes d'opérer si variés que
posséde la chirurgie. Force nous sera donc d'opter
entre tous les procédés celui qui nous semblera le plus
convenable sur le champ de bataille, pour chaque
opération.

Amputations du bras et de la cuisse. — Après s'être
assuré que la compression est bien faite, et que les
aides sont convenablement disposés , le chirurgien

pratique une incision circulaire perpendiculairement (1)
à la longueur du membre, en contourant celui-ci, de
telle sorte que l'incision, commencée par le talon de la
lame, se termine à l'aide de la pointe, et d'un seul trait,
s'il est possible. Cette première incision doit comprendre la peau et le tissu cellulaire qu'elle enveloppe.
(Il y a moins d'inconvénient à entamer les muscles,
qu'à sectionner incomplétement le tissu cellulaire, parce
que dans le second cas, on est obligé d'inciser de nouveau.) Le deuxième aide tire en haut les portions
divisées, pendant que le chirurgien parcourt leur circonférence avec le couteau, pour couper les brides celluleuses qui les attachent aux muscles, jusqu'à ce qu'il
arrive à une hauteur variable suivant le volume du
membre, mais égale, en terme général, à son demi-
diamètre. C'est en ce point qu'il divise les muscles jusqu'à l'os ; l'aide applique une compresse à deux chefs
sur l'extrémité divisée de ces muscles, dans le but de
les contenir et d'arrêter l'hémorragie, tandis que
l'opérateur se sert une dernière fois du couteau, pour
sectionner le périoste dans toute sa circonférence, au
niveau de la compresse. Aussitôt la scie, en ce même
point, est dirigée sur l'ongle indicateur, tenue perpendiculairement à l'axe du corps, agissant d'abord

(1) Quelques auteurs conseillent d'inciser un peu obliquement
de dehors en dedans, pour suppléer à la rétraction que doit éprouver la partie externe du membre, quand celui-ci sera reporté dans
l'adduction, lors du pansement.

lentement, puis avec plus de vitesse, et enfin modérément vers le terme de l'opération. La compresse fendue est retirée, et le chirurgien saisit une à une les artères, au moyen des pinces, afin que le troisième aide puisse les lier. Il ne faut pas craindre d'employer trop de temps aux ligatures ; il est prudent de lier les plus petites artères.

Le mode opératoire que nous venons de décrire constitue la méthode circulaire, dont la méthode ovalaire est une variété, et qui semble préférable à la méthode à lambeaux, en ce que cette dernière a l'inconvénient d'augmenter les douleurs, à raison du nombre des sections, et d'exposer à une réunion difficile, eu égard à la longueur parfois démesurée ou insuffisante des lambeaux.

Amputations de l'avant-bras et de la jambe. — Ces deux opérations se font avec le procédé qui vient d'être décrit, avec cette différence que l'anatomie des régions nécessite une complication opératoire, consistant à porter la pointe du couteau entre les deux os, de façon à diviser le ligament et les muscles interosseux, ainsi que les portions du périoste tournées vers l'axe du membre. Cette manœuvre trouve naturellement sa place à la suite de la section des muscles. La compresse fendue aura nécessairement trois chefs.

Amputation des doigts. — Bien que la désarticulation des doigts soit préférable, en général, à l'amputation, il faudra néanmoins choisir la seconde de ces opérations, lorsqu'on aura l'espoir de conserver au doigt une plus grande longueur. Elle se fera promptement et commodément par la méthode à lambeaux. On enfonce la pointe de l'instrument entre l'os et les parties molles de la région palmaire, au point où l'on se propose de scier l'os ; puis on taille en dédolant, et dans le sens de l'axe du doigt, un lambeau suffisant pour recouvrir le moignon; une deuxième incision, perpendiculaire à l'axe, contournera le doigt, en partant de la base du lambeau pour la rejoindre du côté opposé, enfin, l'os sera divisé.

Amputation des métacarpiens et des métatarsiens. — On plonge la pointe du bistouri sur les limites du mal, on traverse l'épaisseur de la main, du dos vers la paume, et l'on coupe vers soi, en rasant latéralement l'os jusqu'à la commissure, les tissus interosseux. On en fait autant du côté opposé du métacarpien, en ayant soin d'amener l'origine de la première incision de ce même côté, afin que les deux incisions partent du même point. Après avoir séparé l'os de toutes les parties molles qui l'environnent, on le fait maintenir solidement, pour le diviser au moyen de la scie à chaînettes. Pour plusieurs métacarpiens, l'opération serait la même, et à l'égard des métatarsiens elle ne change pas davantage. Elle est généralement préférée à la désarticulation, à cause des difficultés qui entourent cette dernière.

II. AMPUTATIONS DANS LA CONTIGUITÉ DES MEMBRES.

Désarticulation d'un ou de plusieurs orteils. — La méthode ovalaire, bien que d'une exécution moins facile et moins prompte que la méthode à lambeaux, devra être préférée, sur le champ de bataille, aussi bien que dans les hôpitaux, parce qu'elle a sur la seconde l'avantage de laisser une cicatrice dorsale et non plantaire. Elle consiste à circonscrire la base de l'orteil dans une ellipse : à cet effet, on pratique une ponction sur la face dorsale, au niveau de l'articulation, c'est-à-dire, à un centimètre et demi environ en arrière de la commissure ; on fait une incision oblique d'arrière en avant, et de haut en bas, jusqu'au niveau des commissures, de manière à contourner le doigt, et revenir au point de départ : on a ainsi décrit un ovale. On cherche ensuite à disjoindre les surfaces articulaires, en pénétrant profondément de tous côtés.

Ce procédé est certainement applicable à la désarticulation de plusieurs orteils voisins : en supposant, par exemple, qu'il y en ait trois à réséquer, la ponction se fera au niveau de l'articulation de l'orteil intermédiaire aux deux autres, et l'incision passera au niveau des commissures extrêmes.

Désarticulation collective des cinq orteils. — Les cinq orteils doivent être saisis fermement, leur face inférieure appuyée sur la paume de la main gauche, et leur face dorsale solidement étreinte par le pouce et les doigts de la main. L'opérateur trace une incision convexe en avant, de gauche à droite, de la dernière articulation métatarso-phalangienne à la première, et empiétant quelque peu sur les commissures des orteils. Il dissèque les tissus au-dessous de cette incision, d'avant en arrière, jusqu'à ce qu'il tombe sur les articulations, qu'il ouvre aussitôt, par la section des ligaments latéraux et inférieurs. Enfin, il fait pénétrer d'arrière en avant la lame de son instrument au-dessous des orteils ainsi séparés du métatarse, de manière à faire un lambeau qui trouve ses limites à la commissure des orteils, c'est-à-dire aux mêmes points où s'est arrêtée l'incision supérieure.

Désarticulation tarso-métatarsienne. — Cette opération est difficile en raison de l'inégalité des surfaces articulaires. Voici le procédé préconisé par Lisfranc. Le chirurgien saisit dans la main gauche l'extrémité du pied, de façon que le pouce et l'auriculaire correspondent aux articulations du premier et du dernier métatarsien avec le tarse. Ces points de repère trouvés, il trace une incision convexe en avant, de l'un à l'autre, et de sa gauche à sa droite. Au-dessous de cette incision, et d'avant en arrière, il dissèque les tissus jusqu'à ce qu'il tombe sur les articulations. Celles des trois derniers métatarsiens se trouvent aisément et se disjoignent rapidement sous l'action du bistouri ; pour rencontrer celle du deuxième métatarsien, située plus en arrière et encaissée entre les os cunéens, il est nécessaire de faire glisser obliquement d'avant en arrière le tranchant de l'instrument sur la tête du deuxième métatarsien ; en agissant ainsi, on tombe sur l'articulation à la distance de 1 centimètre environ, et pour parvenir à l'ouvrir complètement, il faut inciser les ligaments, en arrière et sur les côtés de l'extrémité métatarsienne, en pénétrant perpendiculairement avec la pointe du couteau.

Pendant tout ce temps, l'opérateur exerce la plus forte pression sur l'extrémité du pied, afin de tendre les ligaments et de les rendre plus accessibles à l'action du tranchant.

Enfin, l'articulation du premier métatarsien cède aisément. Reste à tailler un lambeau, de la même manière que nous avons indiquée pour la désarticulation précédente, à la réserve que ce lambeau doit être plus étendu, et de grandeur variable suivant la force du pied.

Désarticulation entre les os du tarse. — Toutes choses étant disposées comme précédemment, le chirurgien perçoit, à 55 millim. environ au-devant des malléoles, la saillie formée par la tête de l'astragale ; il trace une incision à ce niveau, d'un des bords du pied à l'autre, et tombe dans des articulations astragalo-scaphoïdienne et calcanéo-cuboïdienne. Ces deux articulations réunies offrent la forme d'une S romaine dont les sinuosités rendent la désarticulation laborieuse. Pour ne pas se fourvoyer, on se rappellera qu'à la partie

interne du pied les efforts du bistouri doivent porter
obliquement d'avant en arrière, et, à la partie externe
obliquement d'arrière en avant. C'est surtout à la partie
externe que les opérateurs peu exercés tendent à prendre une direction précisément contraire à la bonne ,
c'est- à-dire d'avant en arrière.

Le lambeau palmaire sera nécessairement plus grand
que dans la désarticulation tarso-métatarsienne, puisque
les surfaces osseuses à recouvrir sont plus étendues,

Désarticulation tibio-tarsienne. — **M.** Sédillot a
découvert un procédé qui n'est pas le plus facile à exécuter, mais qui est peut-être préférable aux autres en ce
qu'il prescrit la résection des malléoles et fournit un
lambeau très-suffisant. L'opérateur fait une première incision semi-circulaire, limitée aux bords du pied, et tom-
bant dans l'articulation tibio-tarsienne ; une deuxième
incision transversale part de cette première, à la hauteur
de la malléole interne, passe au-dessous de cette
apophyse et va se terminer sur le milieu du tendon
d'Achille ; une troisième, verticale, part du point d'arrêt de cette dernière, descend obliquement sur le côté
externe du talon, et gagne ainsi le bord externe du
pied, qu'il suit jusqu'à la rencontre de la première
incision. Ainsi se trouvent marquées les limites du
lambeau : le chirurgien désarticule, puis il dissèque ce
lambeau. Il enlève ensuite les deux malléoles au moyen
de la scie, et l'opération est terminée.

Désarticulation tibio-fémorale. — **M.** Velpeau

conseille un procédé fort simple auquel on peut s'arrêter. On divise la peau circulairement à quatre travers de doigt au-dessous de la rotule, et on la relève jusqu'au niveau des condyles du fémur, en ayant soin de conserver le tissus cellulo-graisseux sous-cutané et les capillaires sanguins. On divise le ligament rotulien au-dessous de la rotule, que l'on conserve avec soin, puis les ligaments latéraux, en passant au-dessus des cartilages semi-lunaires; enfin, les ligaments croisés et le ligament postérieur, une dernière incision intéresse à la fois les muscles, les nerfs et les vaisseaux sauguins.

Désarticulation d'un doigt. — La méthode qui nous parait la plus prompte et la plus commode est la suivante. Le doigt étant fléchi, on fait, à quelques lignes au-dessous de l'article, une incision prolongée sur les côtés du doigt, on ouvre l'articulation, et l'on taille un lambeau palmaire. Cette opération s'applique à toutes les articulations des doigts et du pouce.

Désarticulation collective des quatre doigts. — Cette désarticulation est exactement la même que celle des cinq orteils : il serait superflu de chercher la plus légère modification.

Désarticulation du poignet. — Les chirurgiens d'armée ont employé depuis longtemps un procédé remarquable par sa promptitude. Une incision convexe du côté des doigts se pratique sur la face dorsale du carpe et aboutit aux apophyses styloïdes; on relève la peau vers les os du bras, on coupe les tendons des muscles, on désarticule, et l'on termine par la section d'un lambeau palmaire capable de suppléer au lambeau dorsal, dans le cas où les parties auraient été désorganisées à la partie postérieure.

Désarticulation du coude. — On peut adopter ici, d'après l'avis de M. Velpeau, la méthode circulaire, au moyen de laquelle il suffit de conserver 3 centimètres de tissus, au-dessous de l'article. La peau et le tissu cellulaire sont relevés au niveau de l'articulation, les muscles divisés, l'articulation ouverte, et enfin le tendon du triceps coupé au-dessus de l'olécrâne. Ce muscle n'a pas besoin que l'olécrâne soit conservé, pour continuer à se mouvoir par la suite.

Désarticulation de l'épaule. — Ledran, Garengeot, La Faye, Scharp, Alanson et bien d'autres ont donné à leurs successeurs une foule de procédés, se ressemblant plus ou moins pour la désarticulation scapulohumérale. Décrire chacun de ces procédés, serait trop long; nous ne parlerons donc que de celui du baron Larrey qui est sans contredit celui qu'il faut préférer.

Faire une incision longitudinale, depuis l'acromion jusqu'à 3 centimètres environ du col de l'humérus, de manière à diviser de deltoïde jusqu'à l'os, en deux parties égales. Après cette première incision, dit M. Larrey, je fais tirer par un aide la peau du bras vers l'épaule, et je forme les deux lambeaux antérieur et postérieur par deux coupes obliques de dedans en dehors, et en bas, de manière que les tendons du grand pectoral et grand dorsal soient compris dans cette section. On n'a pas à craindre de toucher les vaisseaux axillaires, parce qu'ils sont hors de la portée de la pointe de l'instrument; on coupe les adhérences celluleuses de ces deux lambeaux, on les fait relever par l'aide, qui comprime en même temps les deux artères circonflexes coupées et toute l'articulation scapulaire se trouve à découvert. Par un troisième coup de couteau porté circulairement sur la tête de l'humérus, on coupe la capsule articulaire et les tendons qui l'avoisinent; on écarte un peu la tête de cet os en dehors, et l'on glisse le couteau à sa partie postérieure pour achever la section des attaches tendineuses et ligamenteuses de ce côté. L'aide porte immédiatement les premiers doigts de ses deux mains sur le plexus brachial pour comprimer l'artère et se rendre maître du sang; enfin on détourne le tranchant du couteau en arrière, et l'on coupe, au niveau des angles inférieurs des deux lambeaux et au-devant des deux doigts de l'aide, tout le paquet des vaisseaux axillaires. L'opéré ne perd pas une goutte de sang; et sans faire cesser la compression, on découvre facilement l'extrémité de l'artère axillaire, que l'on saisit avec une pince à disséquer pour en faire la ligature immédiate: il ne reste plus que les circonflexes à lier et l'opération est terminée. (Mémoire de chirurgie militaire, tome **IV.**)

III. DES PANSEMENTS APRÈS LES AMPUTATIONS.

La prompte guérison du malade ne dépend pas seulement du procédé opératoire, mais encore des pansements consécutifs.

Après la ligature des vaisseaux, il est bon de donner à l'opéré un quart-d'heure de repos, s'il est possible, assez pour voir la réaction remplacer le spasme nerveux, et les petits vaisseaux se laisser reconnaître par l'écoulement sanguin.

La plaie étant soigneusement détergée, on en affronte les lèvres, en ayant soin de faire sortir par un des angles les ligatures réunies et enveloppées de linge cératé. Un linge criblé enduit de cérat, et ordinairement taillé en croix de Malte, est appliqué immédiatement sur les tissus ; des bandelettes agglutinatives de diachylon ou de percaline sont apposées par-dessus, fixent les ligatures, adhérent au pansement et se croisent en différents sens ; des plumasseaux, des compresses imbibées d'eau tiède ou d'eau froide viennent après ; deux compresses latérales sont employées le plus généralement pour obvier à la rétraction des muscles ; et enfin, un bandage approprié complète le pansement.

Reporté sur sa couche, l'opéré a le membre soutenu par des coussins garnis d'alèzes, ni trop élevé ni trop bas, protégé par un cerceau, si le chirurgien en trouve à sa disposition, ou par tout autre moyen qu'il pourrait improviser.

A moins d'accidents, c'est à l'armée surtout que les pansements rares doivent être préconisés. Ils ont l'avantage d'amener la guérison par première intention d'une bonne partie ou de la totalité même de la plaie, et d'exposer moins à la cônicité du moignon que des pansements fréquents.

Nota. — Ayant eu le malheur de perdre mon père, j'ai dû, pour obéir à ses dernières volontés, achever cet ouvrage, qu'il avait commencé et qu'il destinait aux élèves chirurgiens militaires.

Je prie donc mes camarades d'avoir un peu d'indulgence pour moi, si la fin de ce manuel ne correspond pas au commencement.

J'y ai apporté tous mes soins, donné tous mes moments et tâché de mettre à profit le peu que l'on peut apprendre en deux années d'étude.

F. FRISTO,

Chirurgien-élève, au Val-de-Grâce.

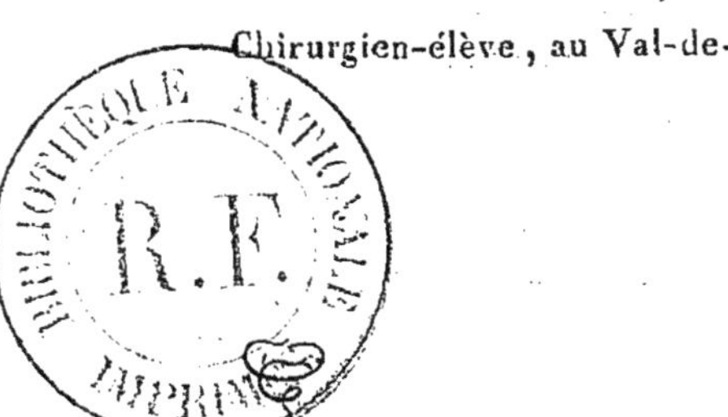

BIBLIOTHÈQUE NATIONALE — R.F. — IMPRIMÉ

TABLE DES MATIÈRES.

BIBLIOTHÈQUE NATIONALE — R. F. — IMPRIMÉS

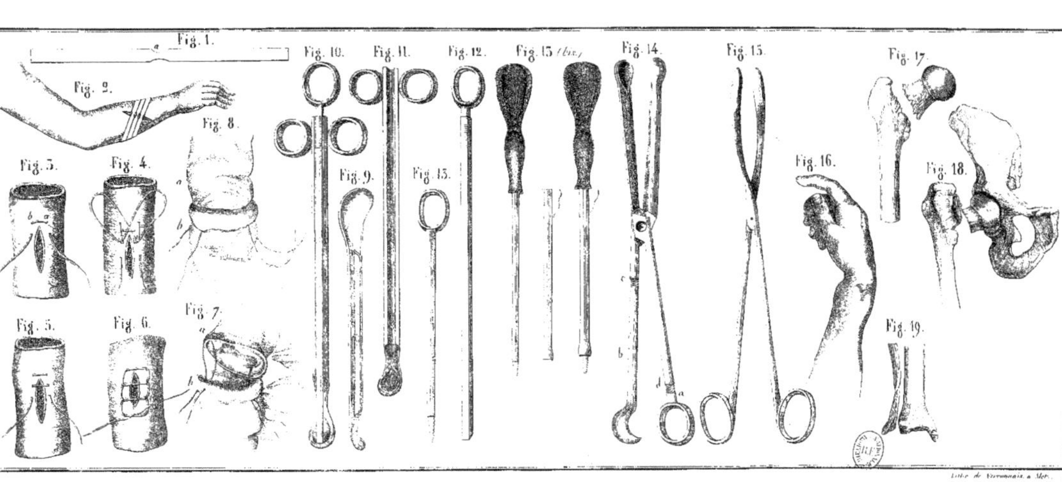

Lith. de Terquem à Metz.

www.ingramcontent.com/pod-product-compliance
Ingram Content Group UK Ltd.
Pitfield, Milton Keynes, MK11 3LW, UK
UKHW020737120726
13693UKWH00001B/367